SE FOR PRA CHORAR, QUE SEJA DE EMOÇÃO

CB045298

Livros do autor publicados pela **L&PM** EDITORES

De novo e sempre, a esperança
Do que você precisa para ser feliz?
Felicidade é o que conta
Para onde vamos com essa pressa?
O que cabe em um abraço
Se você para, você cai
A tristeza pode esperar (Prêmio Açorianos de Literatura 2014 e Prêmio Livro do Ano AGES 2014)
Se for pra chorar, que seja de emoção

J.J. CAMARGO

SE FOR PRA CHORAR, QUE SEJA DE EMOÇÃO

L&PM EDITORES

Texto de acordo com a nova ortografia.

Capa: Ivan Pinheiro Machado
Preparação: Jó Saldanha
Revisão: Mariana Donner da Costa

CIP-Brasil. Catalogação na publicação
Sindicato Nacional dos Editores de Livros, RJ.

C178f

Camargo, J. J., 1946-
  Se for pra chorar, que seja de emoção / J. J. Camargo. – 1. ed. – Porto Alegre [RS]: L&PM, 2023.
  232 p. ; 21 cm.

  ISBN 978-65-5666-467-5

1. Crônicas brasileiras. I. Título.

23-86196   CDD: 869.8
                  CDU: 82-94(81)

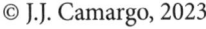

Gabriela Faray Ferreira Lopes - Bibliotecária - CRB-7/6643

© J.J. Camargo, 2023

Todos os direitos desta edição reservados a L&PM Editores
Rua Comendador Coruja, 314, loja 9 – Floresta – 90.220-180
Porto Alegre – RS – Brasil / Fone: 51.3225.5777

Pedidos & Depto. Comercial: vendas@lpm.com.br
Fale conosco: info@lpm.com.br
www.lpm.com.br

Impresso no Brasil
Primavera de 2023

Este livro, recheado de emoção, é dedicado aos leitores que através destas histórias descobriram que não tem nada de errado em chorar, porque, como advertiu Bob Marley, quando um sentimento não cabe no coração, ele escorre pelos olhos.

Sumário

Introdução 11

A busca 17
A arte de consolar 19
Dois amigos 21
A inocência que perdemos 23
Na morte não se improvisa 25
A delicadeza pode ser falsa 27
O cumprimento do dever 29
A verdadeira gratidão é silenciosa 31
Lembras do menino que fomos? 33
Em busca de um modelo 35
Esses nossos medos 37
Os que ajudam, e os outros 39
Instinto materno 41
De todas as fomes 43
Aquela foto 45
Amor ilimitado 47
Se for pra chorar, que seja de emoção 49
O que nunca muda 52
Os limites da gratidão 54
Das pessoas mais simples 56

A pior dor 58
O privilégio da escolha 60
O dilema de amadurecer 62
Felicidade: o trabalho que dá 64
Se não há futuro, fale do passado 66
A felicidade lotérica... 68
O abandono 70
O estigma da invisibilidade 72
Amor, só se for incondicional... 74
Hora de acordar 76
Por motivo de força maior 78
O que só uma mãe perdoa.. 80
A verdade cruel e inútil 82
Irmãos para o que vier 84
De quem você precisa?... 86
Perdão, o melhor começo do fim 87
Ser mãe não é pra qualquer pai 89
A noite precisa ser protegida... 91
Prisão domiciliar 93
Os filhos nunca crescem 95
O que somos e o que aparentamos............................... 97
Onde a cabeça nos leva 99
A última sala de espera 101
O que era certo.. 103
Instinto de defesa.. 105
Um pai para sempre 107
Sentir-se médico 109
Inevitável exercício de solidão 111
O ciúme nunca vai embora 113
A solidão explícita 114
As pequenas coisas 115
O direito de ser só 116

Os enlevados	118
A solidariedade dos excluídos	120
A arte de se proteger	122
O substituto	124
A falta que fazem as coisas mais simples	126
O toque de alguém	128
A grandeza dos pequenos gestos	130
A dignidade restaurada	132
A ordem natural das coisas	134
Não escolha o dia, abrace	136
Há um tempo de chorar	138
Das prioridades	140
Para nunca esquecer	142
O suicídio	144
Retaguarda de afeto	145
Respeito ao ritual	147
Quando se invertem os papéis	149
O encanto de cada lugar	151
Coragem não se transfunde	153
Das nossas raízes	155
Com quem contar	157
O reencontro	159
A humilhação	161
O bem que o bem faz	163
Uma equação simples	165
Leia pra mim	167
Quando é sempre Natal	169
Gratidão a fundo perdido	171
Largura da vida	173
Esperando o mar cansar	175
O que ainda está vivo em nós	176
Quem vai cuidar da minha solidão?	178

O que só o poeta vê 180
O encanto de viver 182
As melhores justificativas para se viver 184
O último refúgio 186
A sensibilidade intuitiva 188
A reconciliação 190
Vamos dançar? 192
A barganha impossível 194
A morte da autoestima 196
Um homem bom 198
O escasso tempo do perdão 200
A noção de morte digna 202
Um modelo de fidalguia 204
O que a vida espera da gente 206
A tristeza pode esperar 208
As compensações 210
No limite da paixão 212
Para que serve o sofrimento? 214
O efeito câncer 216
O que cabe em um abraço 218
Coragem para decidir 220
O encontro dos desiguais 222
A solidão dos avós 224
O que o Natal faz com a gente 226
Os herdeiros do sofrimento 228

Sobre o autor 230

Introdução

A RELAÇÃO APRESSADA, a agenda espremida e a despersonalização da figura do médico só têm contribuído para aumentar a sensação de abandono, descaso e solidão do paciente, compondo o cenário triste e deprimente que envolve o profissional da atualidade, cada vez mais qualificado tecnicamente, mas que, sem afeto, nunca conhecerá a maior das maravilhas da medicina: a de ser escolhido pelo paciente.

A inteligência emocional, tão requisitada pelas grandes empresas na seleção dos melhores executivos, é uma qualidade inata, reconhecida de pronto até por pessoas de inteligência mediana e, lamentavelmente, impossível de ser ensinada, mesmo pelos maiores gênios da pedagogia moderna.

A capacidade de expressar emoção é única, pessoal e intransferível, e dela não se apossam os farsantes porque não há nada mais perceptível do que uma emoção falsa, por mais que tenha sido ensaiada. Essa exigência é tão intensa que os maiores atores choram e sofrem de verdade, quando o papel exige a exposição de um sentimento doloroso. E isso os separa dos medíocres.

A palavra, esse dom que nos separa dos animais e das máquinas, é um recurso precioso que médico e escritor compartilham com sofreguidão, um buscando a beleza estética do texto, seu instrumento de trabalho, e o outro perseguindo um jeito menos rude de dar uma notícia que ninguém gostaria de ouvir. Tenho alertado os jovens que depois de uma notícia ruim nunca mais seremos os mesmos para aquele paciente ou a sua família. A sutileza ou a crueza na escolha das palavras e o jeito de dizê-las decidirão o rumo futuro dessa relação interpessoal. Todos os grandes oradores da humanidade se notabilizaram por duas qualidades essenciais: a de interpretar o sentimento de quem ouve, de modo a dar ao ouvinte a sensação de que está falando por ele, e a de transmitir emoção, estabelecendo uma linha divisória entre o encantamento inesquecível e a sonolência irresistível.

O discurso burocrático, marcado por frases feitas e pausas demagógicas, é, com justiça, punido pelo esquecimento imediato. O que explica por que os repórteres políticos se esforçam tanto para anotar algumas frases desconexas, preenchendo um espaço nos jornais com obviedades. Nada mais massacrante para um pobre jornalista que produzir uma síntese do discurso vazio. E isso é o que se percebe todos os dias nas entrevistas com algumas personalidades políticas, treinadores de futebol e comentaristas esportivos. Nos discursos com pretensão de homenagem, o componente emotivo é indispensável, e, nesse contexto, nada marca mais do que uma expressão de afeto inesperada. E isso porque todas as nossas experiências são arquivadas pela intensidade da emoção ou deletadas, instantaneamente, pela falta dela.

A neurociência trouxe à luz do conhecimento o funcionamento biológico da emoção, com identificação de quais neurotransmissores participam, entre eles serotonina, dopamina, noradrenalina e o ácido gama-aminobutírico (GABA).

Alguns hormônios, como o cortisol, liberado durante situações de estresse, também podem influenciar a resposta emocional.

Igualmente interessante foi a identificação de quais áreas do cérebro têm participação mais ativa no processamento emocional, como o córtex pré-frontal, a amígdala e o hipotálamo.

Esse conhecimento adquirido só acendeu a centelha da curiosidade sobre temas fascinantes: através de quais mecanismos os estímulos externos funcionam como gatilhos para recuperar instantaneamente, dos nossos arquivos secretos, as recordações alegres ou sofridas?

Nesse sentido, nada se compara à arte, e provavelmente a música é a mais poderosa arma na ressuscitação de lembranças, que só foram arquivadas pela emoção que provocaram.

Da mesma maneira, a literatura funciona como um relicário de histórias que aguardarão nas estantes, ávidas de serem relidas, porque a emoção renovada é que garante ao autor a sensação de eternidade, não importando nada que essa pretensão possa parecer ridícula.

Neste livro, recuperamos 110 crônicas que foram garimpadas entre os seis primeiros livros que tivemos publicados pela L&PM Editores.

Todos os sentimentos humanos estão aqui, escancarados ou subentendidos. A ideia básica foi buscar aqueles textos que deixaram lições sobre a grandeza e a fragilidade humanas, e percebermos que o significado das nossas vidas pode ser medido pelas vezes que sentimos ou provocamos emoção.

Quem pensa que câncer é a pior doença não tem ideia do que seja a solidão na velhice.
A tristeza mora naqueles espaços vazios que ficam entre as coisas feitas pela metade.
A grandeza da vida de um homem se mede pela coragem com que se opõe aos obstáculos que os fracos atribuem ao destino.
Quando a realidade se parece muito diferente dos nossos sonhos, está na hora de mudar a realidade.
A delicadeza no sucesso pode ser falsa, sim. No fracasso, não.
As coisas realmente importantes da nossa vida cabem em um único abraço.

A busca

A RELAÇÃO AFETIVA sólida e verdadeira é feita para durar, de preferência indefinidamente. Por isso os últimos gestos do amor nem sempre são pacíficos ou simplesmente melancólicos. Às vezes são profundamente amargos de viver, especialmente quando a morte, na sua afoiteza indelicada, interrompe uma vida que nem cumpriu um tempo mínimo para se justificar. E então temos que conviver com os que ficaram para trás, consumidos de dor e solidão.

A Samanta tinha 32 anos, um sorriso lindo que quase lhe fechava os olhos azuis e um jeito inconfundível de abraçar o travesseiro quando tinha medo das notícias.

Foi internada com uma história recente de falta de ar e um passado próximo de câncer de pâncreas. Tudo o que se podia fazer tinha o desânimo assumido da paliação, limitada e frustrante. Alegria fugaz apenas no final da tarde, quando o George, na inocência desprotegida de seus cinco aninhos, entrava no quarto saltitando e jogava sua mochila colorida nos pés da cama.

Comovente o esforço que ela fazia para curtir o convívio, até o limite da frágil percepção do filho do quanto seria trágica, para ambos, a perda que se aproxima.

Nos últimos dias, quando ela já não conseguia mais simular felicidade, o filhote foi resgatado pela avó, e a mãe definhou embaixo do cobertor a confirmar o que é sabido: a distância da cria acelera a morte da mãe.

Duas semanas depois, encontrei o Jacques no shopping comprando mais uma edição do PlayStation e quis saber do George:

"Uma noite dessas, ele entrou no meu quarto e me surpreendeu chorando. Pela primeira vez consegui verbalizar o que tinha ocorrido: nós perdemos a mamãe! Choramos um pouco mais e acabamos dormindo abraçados. Na manhã seguinte, enquanto preparava o café, ele apareceu na cozinha, superanimado: 'Pai, já sei o que fazer. Vamos pendurar as fotos da mamãe em todas as árvores da nossa rua! Lembra como deu certo quando perdemos o Chaveco?'"

A arte de consolar

Quando alguém sofre uma tragédia pessoal, muitos dos seus amigos considerados mais próximos se afastam, negando o apoio esperado na hora difícil.

Claro que haverá sempre aqueles que só servem mesmo para a comemoração e nunca se poderá contar com eles nem com a escassa utilidade que têm.

Mas existem os que se retraem e na distância sofrem muito pela desgraça do amigo, simplesmente por não saberem se oferecer para ajudar, nem o que dizer para confortar. Outros ingenuamente supõem que, se falarem sem parar, estarão desviando o foco do sofrimento e, ridiculamente, relembram experiências tolas, ignorando que no sofrimento mais intenso o silêncio solidário sempre foi o melhor parceiro.

Isso porque a verdadeira ajuda não consiste em disfarçar, mas em compartilhar o sofrimento. Passado algum tempo é comum que a reminiscência mais carinhosa daquela passagem sofrida tenha sido um abraço prolongado ou um aperto de mão daqueles que se tem a sensação de que não se quer soltar.

Leo Buscaglia serviu de jurado num concurso de histórias infantis e se encantou com o relato de um garoto de quatro anos que tinha um vizinho idoso cuja esposa havia falecido recentemente. Ao vê-lo chorar encolhido no quintal, o menino pulou o muro e simplesmente se sentou ao lado dele.

No dia seguinte a família recebeu um buquê de flores com o agradecimento comovido do vizinho. Quando a mãe perguntou ao menino o que havia dito ao velhinho, ele respondeu: "Nada. Só o ajudei a chorar".

Dois amigos

A JULGAR PELO COMPORTAMENTO amistoso e solidário das crianças, o racismo é uma doença adquirida. A observação dos pirralhos, agrupados por doenças debilitantes, revela que as diferenças de cor da pele provocam, no máximo, alguma curiosidade dos pequenos no início da relação, e logo depois são absorvidas com naturalidade. Do Wellinton, a família aparentemente desistira. Raramente aparecia alguém para saber como estava, e as notícias ruins serviam apenas para afugentar um tio pouco interessado. A resposta inicial à quimioterapia tinha sido modesta, perdera peso e exibia uma careca lustrosa e preta que contrastava com dentes muito brancos num sorriso escasseado pela angústia de não entender por que estava tudo errado, aos oito anos de idade. Compartilhava o quarto com o Renato, um alemãozinho de nove anos com olhos muito azuis, o mesmo tipo de leucemia, e ele mais de uma vez foi visto chorando desesperado, quando mechas de cabelo loiro se embrenhavam na fronha ao amanhecer. A responsável pela internação tinha sido uma tia, que assumira a guarda do menino quando a mãe internou por overdose de crack. Como ela trabalhava fora e tinha filhos para cuidar, também raramente aparecia. Assim os dois, unidos por doença e abandono, se descobriram amigos. Não tendo quem os cuidasse, cuidavam-se. Dividiam também a escassez de brinquedos, com exceção do Xisto, um cachorro de pelúcia com uma cara estranha porque perdera um dos botões escuros que representavam os olhos. Do caolho horroroso, o Renato não abria mão. Nos intervalos da quimioterapia, quando os vômitos cessavam, era possível vê-los na sala de recreação, mas em geral ficavam no quarto e conversavam muito e, às vezes, riam. Nunca se soube do quê. Numa fase de queda máxima da imunidade, depois de uma dose alta do medicamento, o Renato começou a ter febre e calafrios e foi levado às pressas para a terapia intensiva. O Xisto ficou para trás, ao lado do travesseiro. Passaram-se os dias e o Wellinton, sempre abraçado ao cãozinho, era visto pelos corredores, como um zumbi. Todos temiam que ele perguntasse pelo Renato, mas parece que ele intuiu que era melhor não. Com a sua doença finalmente em remissão, o tio foi comunicado e começaram os preparativos para a alta. Um mutirão de enfermeiras e médicos renovou o guarda-roupa do Wellinton, que agora tinha um sorriso triste de dentes lindos e partiu rodeado de primos que brincavam com a sua careca, enquanto ele exibia sua mochila nova e colorida. Que não fechava completamente, porque da tampa superior emergia a cara disforme do Xisto. Um cãozinho de pano muito feio, mas com mais sorte de afeto do que muita criança pobre.

A inocência que perdemos

É CLARO QUE A VIDA nos ensina a ser mais sábios, mas é discutível que esse progresso compense integralmente o tamanho da perda que resulta da morte gradual da inocência. É uma pena que aquela pureza ingênua tenha mesmo que ficar restrita a uma fase da vida, e que a inocência acabe atropelada pela descoberta de que a sinceridade absoluta é incompatível com as relações civilizadas, e que alguma hipocrisia é indispensável no convívio social. Mas voltemos à infância, quando ainda não sabemos disso. O Felipe é o primeiro filho de um casal jovem, que levou para o hospital a retaguarda poderosa de um quarteto de avós de primeira viagem. Quando cheguei para a visita pré-operatória, o Felipe, com seus cinco aninhos, parecia o mais tranquilo do pelotão, uma espécie de homenzinho precoce, rodeado por adultos inseguros e alarmados, todos com o choro engatilhado. Menos ele. A mãe se antecipou explicando o que este estranho estava fazendo ali. Depois que ela anunciou que "este tio é quem vai cuidar do teu dodói", ele largou uma miniatura vermelha da Ferrari e me encarou com uma carinha de "diga lá". Tendo ouvido a descrição do que ia acontecer, numa linguagem cuja compreensão ele confirmava com uma sacudida frequente da cabecinha, seguia me encarando com seus grandes olhos acinzentados, e então fez a pergunta mais inesperada: "E você sabe fazer tudo isso?". Só uma criança para reunir numa única frase esta mistura tão rica de inocência e admiração.

Na morte não se improvisa

Recebi o Cezar para avaliar um quadro de aparente disseminação pulmonar de um câncer. Uma biópsia mostrou tratar-se de metástase de um tumor neuroendócrino indiferenciado, de origem em aparelho digestivo. Naquela época começava o entusiasmo com a imunoterapia, indicada para pacientes portadores de determinadas mutações que, quando presentes, permitiam uso de medicação com drogas capazes de "ensinar" as células de defesa do organismo a reconhecerem as células cancerosas como estranhas e a combatê-las com resultados impressionantes. Perfeitamente enquadrado no protocolo, o Cezar teve alta cheio de esperança, com um imenso alívio da ansiedade de todos. Passados quatro anos, recebi dele uma carta, com a delicadeza de ter sido escrita à mão e com uma letra de quem teve o privilégio de ter sido educado numa época em que a caligrafia era indicativo de sofisticação: "Meu querido J.J., desejei muito que esta carta nunca tivesse chegado às tuas mãos. Como isto está acontecendo, é porque os meus temores se confirmaram. Mas apesar do pior desfecho, a minha intenção é só de agradecer. Desde aquela internação, vivi pelo menos três anos e meio muito bons. Organizei minha vida, viajei com meus filhos, fui a Praga duas vezes, e até tive várias noites em que dormi sem pensar na minha doença, o que me deixou crer que tinha sumido. O mais importante deste tempo conquistado foi a minha chance de reconciliação com a minha família, com Deus e, muito, comigo mesmo. Há seis meses senti uma tontura depois de um jantar em que tinha tomado meu sauvignon blanc preferido e atribuí a ele aquele sintoma. Na noite seguinte, tudo se repetiu com água mineral e fui deitar mais cedo e não consegui dormir. O medo, que eu até esquecera, estava de volta. Bem cedo da manhã, já fiquei sabendo de uma metástase cerebral, as drogas foram substituídas, e iniciei radioterapia do crânio. Estou escrevendo esta carta no último dia do novo tratamento e disse aos meus médicos que não estou bem, mas desisti de explicar que estou sentindo minha vida saindo de mim, porque percebi que eles já estão sabendo: nenhum dos dois me encarou. Obrigado pelo encaminhamento a profissionais tão competentes e carinhosos. Eles são ótimos. Mas muito mais obrigado por teres sentado na minha cama, quatro anos atrás e, com os laudos na mão, teres dito a frase que eu precisava ouvir naquele sábado do maior pavor da minha vida: *'Tenho uma boa notícia pra ti. Se estás pensando em morrer, prepara-te para uma grande decepção, porque não vais conseguir!'*. Uma pena que aquela profecia tivesse prazo de validade, mas esse tempo extra me permitiu planejar minha despedida. Ao portador desta carta, pedi que te contasse que eu morri em paz".

A delicadeza pode ser falsa

O SUCESSO EXPÕE PREDICADOS não necessariamente verdadeiros. Gentileza e modéstia são duas virtudes que podem ser fingidas no êxito retumbante, porque a vaidade ensina o quanto impacta na opinião dos outros que um famoso seja, apesar de tudo, uma pessoa simples e modesta. Na Clínica Mayo, convivi com o professor Spencer Payne, um dos maiores cirurgiões torácicos americanos do século XX, um modelo de objetividade técnica e de serenidade no campo cirúrgico, que me propus a imitar e foi uma pena que não tenha conseguido. Contrariando a tendência natural de ser cordial quando tudo está bem e agressivo quando não, ele parecia mais gentil durante as complicações. E impressionava o quanto a espontaneidade da gentileza sob tensão era o requinte de uma personalidade naturalmente afável e doce. Numa manhã de sábado, reoperamos um menino de sete anos, e a abertura do tórax confirmou que falhara a última tentativa cirúrgica de substituição do esôfago queimado por soda cáustica. Enquanto eu pensava que esbravejaria naquela situação desesperadora, ele agradecia todos os pequenos gestos dos auxiliares e fechou a pele até o último ponto, o que usualmente era tarefa dos residentes. Compadecido pelo sofrimento do Mestre, que dias antes comentara o quanto gostava daquele garoto, encontrei-o no vestiário com olhos vermelhos e, no afã de confortá-lo, disse que tinha ido para a Clínica Mayo por causa dele e que agora, quando voltasse para o Brasil, eu poderia contar que tinha descoberto um Spencer Payne ainda melhor do que aquele que encantava o mundo nos livros e congressos. Dois latinos teriam se abraçado, mas ele ao menos assoou o nariz antes de dizer: "Obrigado, meu doutor. Mas a verdade é que erramos muito. A única coisa que pode nos redimir é deixar que os outros percebam o quanto sofremos quando as coisas não dão certo". A delicadeza no sucesso pode ser falsa, sim. No fracasso, não.

O cumprimento do dever

Toda a crítica avulsa deveria ser precedida por uma prestação de contas. Ou construímos o direito de criticar, ou vestimos o silêncio, porque ele disfarçará melhor o real tamanho que temos. O dever é a grande obrigação moral do ser humano, primeiro consigo mesmo e, em seguida, com os outros. O dever é a lei da vida. E ele é muito difícil de ser cumprido, por se achar em antagonismo com as seduções do interesse, do comodismo e da emoção. Mas o que melhor o define é a intolerância às justificativas para descumpri-lo. Porque não aparecem testemunhas de suas vitórias, mas estão sujeitas à reprimenda as suas derrotas.

Felizes os que tiveram no pai o exemplo a ser copiado, neste quesito. À medida que o tempo, este cruel triturador da memória, vai empurrando para o horizonte longínquo a figura nunca substituída do nosso pai, nos socorremos da saudade, última guardiã a preservar viva a lembrança das lições que construíram o modelo do que poderíamos ter sido e, se não somos, algum dever negligenciamos. Então, acessemos o túnel do tempo, retrocedamos vinte anos, e vamos reencontrar meu velho pai, que está na UTI, onde permaneceu por quase três meses, sobrevivendo à sepse peritoneal, embolia pulmonar e infarto do miocárdio. Está lúcido e, como sempre, otimista. Ao abraçar o Décio, meu irmão mais moço, seu parceiro na fazenda, perguntou de cara: "E daí, meu filho, comprou a semente pra lavoura?". Meio indignado, eu perguntei: "Mas pai, por favor, o que o senhor quer saber de lavoura?". E ele tinha a resposta pronta: "Ué, se o velho morrer, pelo menos deixou a lavoura plantada!". Muita saudade é o único jeito de assegurar a eternidade desta lição.

A verdadeira gratidão é silenciosa

O JOVEM MÉDICO, residente de pediatria, cumpria seu segundo ano de treinamento no hospital universitário, onde eram atendidas dezenas de casos graves todos os dias. No fim de uma manhã, a rotina foi quebrada pelo anúncio aflito do porteiro que entrou no saguão com uma criança desfalecida nos braços e gritou: "Ela parou de respirar". Imediatamente acorreram todos e iniciaram as manobras clássicas de ressuscitação. A parada cardíaca, este vão estreito entre a vida e a morte, sempre provoca muita ansiedade e, quando o paciente é uma criança, é inevitável uma pitada de desespero. No meio de grande rebuliço, o residente percebeu que uma mulher, em contida sofreguidão, assistia a tudo, apoiada numa coluna. Depois de uma hora de tentativas inúteis, sem que o coraçãozinho jamais voltasse a bater, o pelotão da emergência desistiu, e a criança foi dada como morta. O grupo médico dispersou, carregando a frustração da perda daquele bebê, mas a rotina frenética os engoliu para que não tivessem chance de remoer a impotência dolorosa. No final da tarde, concluídas as oito horas de plantão, nosso jovem atravessou o salão da emergência e saiu pelos fundos do hospital, através do pátio, onde as crianças maiores brincavam assistidas pelas voluntárias. E então percebeu que, sentada num banco de pedra, a mesma mulher chorava sozinha. Foi quando teve certeza de que ela era a mãe da criança morta. Sem que lhe ocorresse nada para dizer, ele a alcançou, colocou a mão no seu ombro e, abraçados, atravessaram o pátio em direção à rua e pararam na calçada. Chegando lá, ela tomou-lhe a mão e a beijou. Ele, meio sem jeito, e não sabendo o que fazer, tomou a mão dela e beijou de volta. Então se separaram. Ele foi para a esquerda em direção ao estacionamento e ela para a direita, rumo ao ponto do ônibus. Não falaram nada, mas ninguém sentiu falta de palavras. Nunca houve um silêncio tão eloquente.

Lembras do menino que fomos?

Sentado na primeira fila de um voo Brasília–Porto Alegre, o moleque com a cara linda e um sorriso espontâneo era a imagem da ansiedade. Tanta, que não lhe permitia ficar recostado na poltrona. Aqueles olhos inquietos, atentos a cada detalhe, eram um convite irresistível à conversação. Faltava-lhe apenas o interlocutor, viesse de onde viesse. Depois da decolagem, quando o parceiro de bancada abriu o computador expondo fotos de cirurgias, ele nem pretendeu disfarçar que espiava com o rabo do olho e desencadeou uma sequência de perguntas, que se somavam a outras, antes mesmo que chegassem as primeiras respostas.

A perspicácia reveladora de uma inteligência superior se somava a uma voracidade intelectual deslumbrante num garotinho de onze anos, a devorar imagens e palavras, com aqueles olhos enormes, ávidos de tudo. Quinze minutos depois, com a afinidade acelerada pelo encantamento mútuo, vieram as questões pessoais: moras em que cidade, trabalhas onde, estás de férias? Essas coisas...

A mãe morava em Brasília e ele estava aproveitando as duas semanas de férias para ficar com o pai, que se separara da família há dois anos e vivia em Porto Alegre. Pelo menos a maior parte da ansiedade estava explicada: no fim do caminho haveria um pai à sua espera. Uma dor fininha varou o esôfago do relator só de pensar como seria doloroso ficar longe de uma cria assim tão maravilhosa e a reação quase instantânea foi imaginar como estaria agora aquele pai, caminhando de um lado para outro, transbordando de angústia nas cercanias do portão de desembarque, à espera que o alto-falante anunciasse que o avião havia pousado. De repente uma dúvida e com ela um sobressalto, e de novo a dorzinha que agora estreitava a garganta: e se o pai não correspondesse àquela ansiedade? E se ele estivesse lá, de cara amarrada pela vinda de um fedelho que lhe quebraria a rotina a importunar pelas próximas duas semanas? Vá lá saber como são todos os pais deste mundo louco!

O certo é que com esse tipo de dúvida era impossível apanhar a mala e ir embora para casa como se tudo estivesse resolvido. Fazer um tempo para fiscalizar aquele encontro era obrigatório. E aí aconteceu. Quando enxergou o pai, o pirralho cegou para o resto, soltou a alça da pequena maleta que arrastava pelo salão e correu, e correu como só se corre para um pai, e saltou nos braços dele que o apertou muito, e ficaram assim rodando no ar, como se o saguão inteiro fosse só deles. E, de fato, era. Agora sim, missão cumprida, um táxi, por favor!

Em busca de um modelo

O TEMPO DA ESCOLHA PROFISSIONAL é provavelmente o instante em que o "querer ser como" é mais pungente e se anuncia no olho atento do estudante à cata de dicas do professor que devem, no imaginário dele, apontar o caminho.

Se todos os professores pensassem nisso quando estão na frente daquele bando de jovens ruidosos e aparentemente desinteressados, a construção do futuro dessa juventude começaria em bases mais confiáveis.

Cada semestre que terminava, só fazia aumentar a ansiedade da Fabíola, que ainda não tinha decidido que especialidade faria no futuro e, no fim do terceiro ano, não tinha avançado mais do que identificar umas três ou quatro daquelas que "essas nem morta".

Uma tarde, percorrendo a ala da enfermaria de medicina interna no hospital universitário, ela se deparou com uma cena impressionante: seu Alcino, um velhinho enfisematoso grave, extremamente emagrecido e desorientado, avançava trôpego pelo corredor, quando simplesmente se estatelou no chão. Um professor, que vinha no sentido oposto, acelerou o passo, colocou a pilha de livros que carregava e o estetoscópio junto ao rodapé, se ajoelhou, pediu calma ao seu Alcino, que gemia de dor, tomou-o no colo e partiu com sua carga preciosa rumo à enfermaria.

Recolocado no leito e instalado o oxigênio, o velhinho só sossegou depois de uma dose de analgésico que eliminou as dores da queda. Quando finalmente ressonou, o professor ainda continuava lá, sentado na cama, alisando-lhe os cabelos brancos.

Aos circundantes, a cena não parecia ter impressionado tanto, mas para a Fabíola tinha sido definitiva. Depois que todos se afastaram, ela entrou no posto de enfermagem e perguntou: "Quem é esse doutor?". "Que doutor?" "Esse que carregou o paciente no colo?" "Ah, esse é o dr. Dagoberto!" "O que que ele faz?" "Ele é professor de pneumologia."

Pronto, estava tudo resolvido. Uma especialidade onde um médico fazia o que ela tinha visto, e com aquela naturalidade, só tinha uma explicação: devia ser uma maravilha! E ela nunca mais teve dúvidas: ia tentar ser o dr. Dagoberto.

Esses nossos medos

Fiquei um tempão explicando ao Adriano, um garotinho de dez anos, que teríamos um caminho pela frente para derrotarmos aquele tumor que lhe provocava dor no peito. Contei que o tratamento teria duas etapas: a quimioterapia, para que o tumor diminuísse, e depois a cirurgia, para eliminá-lo.

Havia tanto medo naquele olhar que quase não resisti a pegá-lo no colo, mas isso não combinaria com a pose de homenzinho, de braços cruzados, sacudindo a cabeça depois de cada informação nova. Terminada a sessão de notícias, abri o questionário: "Alguma coisa que queiras perguntar, meu garoto?". "Eu vou morrer?" "Claro que não!"

"Mas o meu tio disse que aquele cantor, o Leandro, tinha este tipo de tumor, que você tratou dele e ele morreu!" Lamentei em silêncio, porque uma criança ter câncer já era desgraça suficiente e ele não merecia um tio desses.

Expliquei que a situação era diferente, que os adultos respondem mal à quimioterapia neste tipo de tumor, e que nós iríamos conseguir.

O lábio tremia quando confessou: "Tio, tô com uma vontade de chorar!".

"E por que não choras?" "Meu pai disse que chorar é coisa de mulher."

"Mas que bobagem! Eu choro quase toda a semana."

"E nunca te chamaram de mulherzinha?" "Não. E vou te adiantando que para ser meu amigo tem que ser chorão."

E então nos abraçamos. Agora, mais do que motivação para chorar, ele tinha companhia.

Os que ajudam, e os outros

Os Oviedo, uma família pobre de Córdoba (Argentina), contrariando todas as probabilidades estatísticas, tiveram quatro filhos, todos com fibrose cística. Os dois primeiros, gêmeos, morreram da doença antes dos cinco anos de idade. Foi com esta carga de sofrimento que, em janeiro de 2012, chegaram à Santa Casa em busca do transplante com doadores vivos, que infelizmente só pôde ser oferecido à Maribel, porque a Marisol, sua irmã gêmea, tinha uma carga de anticorpos que resultou na ausência de doadores possíveis entre seis familiares testados. Desolada, Marisol voltou para a Argentina, mudou-se para Buenos Aires para ficar mais próxima do maior centro transplantador do seu país, e morreu sem conseguir, exatamente um ano depois do transplante exitoso da irmã.

Em 2015, Maribel e os pais, encantados com sua condição física, voltaram para a revisão de terceiro ano do transplante. Na bagagem, além do encanto de viver, ela trazia uma história de solidariedade. Ficara tão impressionada com o desespero de Valentina, uma adolescente chilena que implorara à presidente Michelle Bachelet por uma morte assistida porque não suportava mais sofrer com fibrose cística, que decidiu ela mesma ir ao Chile conversar com a paciente. Encontrou-a deprimida e querendo morrer, porque não queria passar pela agonia do irmão que perdera no ano anterior.

Maribel rebateu: "Olhe as fotos de como eu era e veja como estou agora. E não me fale da perda de um irmão, porque eu perdi os meus três".

Depois de um fim de semana de conversas, Valentina anunciou que não queria mais morrer. E teriam começado a fazer os testes na busca de doadores familiares compatíveis. Os olhinhos de Maribel brilhavam quando me contou esta aventura.

E quando perguntei o que a tinha levado a tomar essa atitude corajosa e despojada, sem saber se seria aceita, ela deu um suspiro e respondeu: "É que eu não consigo ser feliz sozinha!".

Descobri que os 1.014 quilômetros que separam Córdoba de Santiago do Chile é a distância entre intenção e gesto.

Instinto materno

A DETERMINAÇÃO de proteger as crias não se restringe a determinadas espécies. Pelo contrário, é um elo de identidade das fêmeas, sejam elas ratas, leoas, serpentes ou mulheres. E do que elas são capazes para proteger a prole, todos sabemos. Atribuir esta atitude a um instinto já foi considerado um sofisma de origem cristã, estimulado por um romantismo conveniente aos preceitos religiosos de proteção familiar.

Mais modernamente a ciência tem buscado explicações para este comportamento padrão, inclusive na genética, depois que se demonstrou que a remoção de um determinado gene em animais de laboratório modificou o comportamento de fêmeas que descuidavam de suas crias, permitindo que morressem de frio e fome.

Por outro lado, os neurônios encarregados das sensações de reforço e de recompensa, prevalentes no exercício do poder mágico da maternidade, seguem ativos até nos envolvidos na dependência de drogas. Curiosamente, ratas tornadas dependentes de cocaína, quando colocadas diante do dilema da escolha entre a droga e os filhotes recém-nascidos, dão preferência às crias.

O Eduardo é psiquiatra e administra um lar de idosos, vários dos quais apresentam Alzheimer. Contou-me que, um dia desses, uma avozinha em fase adiantada da doença, com períodos frequentes de agitação, encontrou uma boneca e passou a acariciá-la, acalmando-se completamente. Dias depois, quando voltava do banho, descobriu que a vizinha de poltrona se apossara do brinquedo e se negava a devolver. Na discussão desconexa que se instalou, interveio uma terceira senhora que alegou que ela, sim, era a dona da boneca e passassem pra cá.

A balbúrdia só se resolveu quando cada uma recebeu um protótipo para cuidar. Vê-las assim reanimadas na fantasia de proteger filhos imaginários, levantou a questão: em que escaninho do ainda insondável labirinto cerebral se refugiou o instinto materno, de modo que nem uma doença tão devastadora conseguiu alcançá-lo?

De todas as fomes

No Pavilhão Pereira Filho, da velha Santa Casa, anterior ao SUS, sempre me deprimiu observar que os indigentes comiam mais que os outros pacientes. Inapetentes pela doença, devoravam o que não tinham vontade. Como se fosse possível driblar a fome que os aguardava lá fora. Foi nesta circunstância que fiquei amigo do Adamastor, um velho com uma cara preta muito boa de afofar e as mãos com aquela maciez que só os muito velhos têm. Vitimado por um diagnóstico tardio, ele estava sendo consumido, dia a dia, por um câncer inoperável de esôfago.

Paradoxalmente, a sua bandeja, sempre raspada, contrastava com o emagrecimento progressivo. Foi fácil descobrir que ele tinha uma colaboradora voraz. Sua esposa, uma velhinha muito magra, protelava a visita da manhã sob um pretexto qualquer, para comer o que sobrasse do almoço. Tratei então de prescrever uma dieta reforçada para o Adamastor, porque agora tínhamos duas bocas para alimentar. Dias depois, a enfermeira me contou, consternada, que a esposa tinha sofrido um derrame e estava internada no Pronto Socorro. De doer, a tristeza dele. E a bandeja passou a voltar quase intocada. Só um dia ele pareceu mais animado. Um sobrinho dissera que ela ainda estava na UTI, mas um pouco melhor.

Quando o câncer de esôfago cansou de protelar, o Adamastor morreu, sozinho comigo. Dentro da fronha, descobriram seis pãezinhos, feito biscoitos. Foi quando se soube que ele nunca tinha desistido de esperar que ela voltasse.

Aquela foto

Nos hospitais pediátricos há o hábito de se colocar no mural uma penca de crianças sorridentes, como a lembrar que aqueles pirralhos de olhos assustados da terapia intensiva já foram lindos assim, e o mínimo que esperam de nós é que lhes devolvamos a alegria.

Quando a Clarice, com seus quatro aninhos, internou numa unidade de cirurgia cardíaca pediátrica, num hospital público do Rio, a pobre mãe retirou da bolsa uma fotinho meio amassada, para que a sua pequena também figurasse no painel do corredor de entrada da enfermaria. A cirurgia, considerada inevitável para corrigir um defeito congênito grave, tinha sido protelada por várias razões, mas agora, dormindo sentada, com a barriga distendida e as perninhas inchadas, não havia mais o que esperar.

No final da operação, o experiente cirurgião reforçou a sua preocupação com a má condição clínica e os sinais evidentes de insuficiência hepática. Depois da cirurgia, a Clarice nunca mais acordou e morreu depois de oito dias de tentativas inúteis de frear a falência de múltiplos órgãos.

Como ocorria em todos os finais de semana, a secretária do serviço de assistência social removeu do painel as fotos das crianças que tinham recebido alta hospitalar ou morrido.

Foi a última vez que alguém pôs os olhos nos olhos tristes daquela menina pobre.

Um mês depois, o pai procurou o cirurgião para agradecer o esforço feito para salvar a sua filhota e pedir-lhe um favor: a mãe decidira construir no quartinho vazio um pequeno altar em memória, e eles precisavam daquela foto que ficara no hospital, única que tinham para lembrar a filha amada.

O cirurgião que me contou esta história chorou ao lembrar o quanto tinha chorado no desespero de consolar o inconsolável. A pobreza não tem álbum de fotografias.

Amor ilimitado

NA TENTATIVA DE ESTRATIFICAÇÃO dos sentimentos humanos, precocemente se descobre o quanto alguns deles são inestimáveis e imprevisíveis, como, por exemplo, o que uma mãe pode suportar por seus filhos. Simplesmente porque não há como dimensionar o amor de quem considera razoável oferecer sua própria vida em troca da sobrevivência das suas crias. No transplante de pulmão intervivos se utilizam dois doadores, que são operados em sequência para que parte de um dos pulmões de cada doador, em geral pai e mãe, vá substituir o pulmão inteiro do receptor.

A Malu, uma mulher miúda, foi a segunda doadora para o transplante de seu filho de treze anos. Logo depois, ela despertou na UTI, ávida de notícias:

"Como ele está?" Informada de que estava tudo bem, outra pergunta: "E eu como estou?". "Muito bem, deu tudo certo." "Doutor, eu posso sentar?" "Claro." "Na cama?" "Sim." "Mas se posso sentar na cama, eu posso sentar numa cadeira, e se posso sentar numa cadeira, nada impede que essa cadeira tenha rodas e eu possa ir até onde meu amadinho está, não é mesmo?"

O brilho no olho era tão intenso, e havia uma energia tão incontestável naquele pedido, que ninguém se animou a contrariá-la, e assim, uma hora depois de despertar de uma grande cirurgia de tórax, aquela brava criatura, sem tempo para essas queixas menores que fazem as pessoas comuns, foi transportada, com drenos e sondas, numa cadeira de rodas até o box de isolamento onde começava a despertar seu caçula muito amado.

Se promovessem um leilão no bazar dos afetos, a figura daquela mãe debruçada sobre o leito do filhote, chorando da mais pura emoção, com os lábios trêmulos colados na palma de uma mãozinha pequena e delicada, esse seria o meu lance de símbolo do amor ilimitado. Alguém dá mais?

Se for pra chorar, que seja de emoção

A capacidade de expressar emoção é única, pessoal e intransferível, e dela não se apossam os farsantes porque não há nada mais perceptível do que uma emoção falsa, por mais que tenha sido ensaiada. Essa exigência é tão intensa que os maiores atores choram e sofrem de verdade, quando o papel exige a exposição de um sentimento doloroso. Sempre achei que essa exigência é o mais fascinante do teatro, onde o imenso desafio é entregar a mesma emoção todos os dias. Essa capacidade é que distingue o grande ator daquele outro que devia ter um amigo, com intimidade suficiente, para lhe dizer: vá fazer outra coisa.

A palavra, esse instrumento maravilhoso, pode ter sido criada, lá no início, apenas para que os nossos ancestrais se comunicassem primitivamente, mas na sociedade civilizada foi adquirindo uma importância crescente e encontrou no discurso seu momento de máxima sofisticação. Nos discursos com pretensão de homenagem, o componente emotivo é indispensável e, nesse contexto, nada marca mais do que uma expressão de afeto inesperada, marcante pelo imprevisto. E isso porque todas as nossas experiências são arquivadas pela intensidade da emoção, ou deletadas, instantaneamente, pela falta dela.

A neurociência trouxe à luz do conhecimento o funcionamento bioquímico da emoção, com identificação de quais neurotransmissores participam, entre eles a serotonina, a dopamina, a noradrenalina e o ácido gama-aminobutírico (GABA).

Alguns hormônios, como o cortisol, liberado durante situações de estresse, também podem influenciar a resposta emocional.

Igualmente interessante foi a identificação de quais áreas do cérebro têm participação mais ativa no processamento emocional, como o córtex pré-frontal, a amígdala e o hipotálamo, e a possibilidade de, com estímulos específicos, "iluminá-las" nos exames de imagem. E este conhecimento adquirido mais acendeu a centelha da curiosidade sobre temas fascinantes como, por exemplo: por quais caminhos os estímulos externos funcionam como gatilhos para recuperar instantaneamente, dos nossos arquivos secretos, as recordações alegres ou sofridas?

Nesse sentido, nada se compara à arte, e acho que especialmente a música, na ressurreição de lembranças que só foram arquivadas pela emoção que provocaram. Claramente, desejar felicidade a alguém é almejar que se alegre muitas vezes e que, quando não houver outra opção, que ao menos chore de emoção.

Uma curiosidade com as emoções recapituladas: nas reprises de filmes, por exemplo, é comum que elas sejam percebidas de uma maneira diferente da estreia, porque entre os dois momentos distintos o nosso estado de espírito, de carentes ou saciados de afeto, pode ter nos tornado mais ou menos suscetíveis à emoção.

Minha insistência é considerar que a capacidade de externar emoção é um aditivo valioso da personalidade de quem decida conviver com pessoas ávidas de afeto, e certamente a colocaria como um pré-requisito inegociável na escolha pela medicina.

    Tenho pena antecipada dos rígidos, que, no inventário final, descobrirão que vida vivida ou desperdiçada só podia mesmo ser classificada pelo número de vezes que sentimos ou provocamos emoção. O resto será só tristeza na tentativa inútil de dar sentido ao vazio.

O que nunca muda

No início da minha experiência com transplante de pulmão, fiz inúmeras captações do órgão, muitas vezes em cidades longínquas. E sempre me impressionei com a riqueza dos sentimentos que regem as relações dos profissionais envolvidos nesta missão. A preocupação das pessoas com nosso bem-estar, se estávamos cansados, se queríamos comer alguma coisa, era a maneira singela de dizer que reconheciam a grandeza da tarefa: afinal, estávamos transportando a esperança de pessoas doentes e que dependiam daqueles órgãos para retomar a vida.

Nessas excursões, muitas delas em madrugadas insones, várias vezes minha atenção desviou para a proximidade dos familiares do doador, uns desconhecidos que perambulavam pelos corredores e eram identificados instantaneamente pelo ar de inconfundível tristeza.

Em Santa Maria, a mãe de um doador, um jovem de dezoito anos, interrompeu a nossa marcha na saída do bloco cirúrgico, colocou a mão espalmada sobre a caixa de isopor e se despediu: "Vai lá, meu filho, e salva as pessoas que tu me prometeste quando disseste o quanto querias ser doador. Depois disso, Deus vai cuidar de ti!".

Outra vez, em Tubarão, saindo pelo corredor e arrastando o carrinho barulhento contendo as quatro caixas de múltiplos órgãos, nos deparamos com uns sete ou oito familiares que olhavam o cortejo médico à distância. Havia tanta tristeza nos olhos daquela gente que mudei o rumo e fui me despedir deles. Não consegui falar, mas vou sempre lembrar da força do abraço. No voo da volta, a frase final do pai do adolescente ficou martelando em mim: "Doutor, por favor, cuide bem do que restou do meu filhote. Ele queria muito ser médico".

Histórias de densidade emocional incomparável, só para renovar a minha convicção antiga do quanto aqueles que dizem que enrijecemos pelo convívio com a dor dos outros não têm a menor ideia do que significa, de fato, ser médico.

Os limites da gratidão

Perguntem a qualquer médico experiente e ele confirmará que as mais comoventes histórias de gratidão provêm de pacientes socialmente humildes, mas comovedoramente puros.

O Argemiro veio de Bagé, com uma sacola de exames e uma enorme ansiedade que fez com ele batesse com a cabeça na porta e entrasse no meu consultório aos trambolhões. Quando perguntou se podia entrar, eu respondi que isso ele já tinha feito e que agora devíamos decidir se ele sentava ou não.

A resposta foi uma confissão apaixonante: "Doutor, o senhor me desculpe, mas eu sou muito grosso e estou nervoso, e o senhor não imagina como essa combinação atrapalha!". Pronto, ele já tinha me conquistado.

Quando terminei uma longa explicação sobre a sua doença e a sorte que tivera em ter diagnosticado um tumor tão precoce, ele abriu um sorriso aliviado e confessou que ao sair de casa antecipara à mulher que ninguém o cortaria, mas que agora, entendida a situação, ele queria muito que eu retirasse aquele bicho do seu peito. Enquanto preenchia os papéis da solicitação de baixa hospitalar, ele se pôs a falar do seu trabalho e contou que passara a vida comprando e vendendo cavalos e que aquela era a única coisa de que, de fato, entendia. Depois de explicar que escolhia o cavalo pelo olhar e que, se não gostasse, não comprava, ele interrompeu o monólogo e comentou que eu devia estar surpreso com essa conversa toda, "mas enquanto o senhor falava da minha doença, com o seu jeito calmo de explicar as coisas, eu fiquei pensando: 'Mas que doutor, tchê! Se esse fosse um cavalo, eu comprava!'".

Difícil imaginar uma gratidão mais explícita ou uma declaração de amor mais original.

Das pessoas mais simples

A AFOITEZA DA JUVENTUDE atrasa a valorização das pessoas mais simples como depósitos naturais de gentileza e gratidão, e elas, amiúde, são desconsideradas pelos estudantes e residentes. Percebi que o Osmar era uma das vítimas dessa intolerância de quem, tendo muitos doentes para ver, estava sem paciência para tentar ser empático com a narrativa incoerente do pobre-diabo. Pedi que deixassem o Osmar comigo, quando ouvi do estagiário esta queixa: "Como é que o senhor espera que eu lhe ajude se depois de ter ficado neste ambulatório, ontem, por mais de seis horas, eu lhe peço que me diga o nome do médico que o atendeu, e o senhor responde que não sabia, mas achava que era uma mulher?! Assim fica difícil!".

Quando o pelotão de choque debandou, demorei um tempão para acalmar o Osmar, que, só então percebi, tremia.

Contou-me que era das Missões e viera a Porto Alegre para visitar a filha e então tivera uma dor em queimação no estômago e vomitara sangue. A filha não sossegou até que ele viesse para a emergência, mesmo tendo insistido com ela que isso ia passar e que tinha sido causado por uma mistura de pinhão com melancia.

Logo depois, um dos estudantes passou por ali e, com ar debochado, perguntou se eu já sabia que melancia com pinhão dava hemorragia.

O Osmar baixou os olhos constrangido e comentou: "Esse doutorzinho não acreditou no que eu contei, mas o que o deixou mais irritado foi eu ter esquecido o nome da doutora. O senhor acha que se eu tivesse dito que ela tinha franja teria ajudado?".

"Acho que não, mas não te preocupa, Osmar. As mulheres não trabalham dois dias seguidos com mesmo penteado!"

Tinha alívio e gratidão naquele sorriso contido. De qualquer maneira, a mão calosa que se demorou no meu ombro foi, para mim, o melhor gesto daquele dia.

A pior dor

As GRANDES TRAGÉDIAS nos comovem porque nos transportam para dentro delas. E ficamos lá, durante dias, embalados pela discussão dos detalhes, pela tentativa infrutífera de reparar. Quando nos convencemos por exaustão que nada mais é remediável, nos vemos a discutir os culpados, a criminosa falta de responsabilidade na emissão de alvarás e as penas que deviam receber. E ficamos indignados porque nada muda, e aprendemos por antecedentes que, quando se repetir, sairemos outra vez atrás de novos culpados.

Mas nada disso passa nem perto dos sentimentos dos que perderam, porque a dor da perda é única e indescritível. No máximo podemos imaginar, a partir de retalhos capturados nas declarações à imprensa, o tamanho do sofrimento. Não estou falando da comoção pública, porque esta é sempre transitória, mas do sofrimento individual, de cada pai e de cada mãe que foram despertados com o relato de uma tragédia e descobriram petrificados que as luzes embaixo das portas continuavam acesas, porque seus filhos amados não tinham retornado da noitada.

Imaginem a saída para a rua depois de dezenas de telefonemas inúteis e a descoberta de que havia três possibilidades: mortos estendidos no piso do ginásio municipal, feridos hospitalizados em Santa Maria, feridos mais graves encaminhados para Porto Alegre.

Por onde começar a investigar, no meio de um tumulto, onde estariam a Bruna, o Rafael ou o Eduardo, se todas as pessoas gritavam e ninguém tinha uma informação confiável?

Quando a imprensa acessou o ginásio municipal, reportou que corpos acomodados na lona preta pareciam intactos, visto que a maioria morreu asfixiada e não por queimaduras. Mas o que mais impressionou foi o relato de que os celulares seguiam tocando incansavelmente no bolso dos mortos. E quando um repórter tomou um deles, havia um registro a documentar todo o desespero, a perseverança e a incredulidade: *103 chamadas não atendidas*. E no alto da tela o nome mais previsível: MÃE.

O privilégio da escolha

O INÍCIO DA RELAÇÃO com a Clodomira não podia ter sido pior: "Você é o oitavo médico que eu consulto, os outros não acertaram!".

Na verdade, todos tinham acertado, mas, como ela não gostara da notícia, ficou procurando quem a desmentisse. Quando terminei a revisão dos exames, ela ainda conservava a maleta no colo e a língua afiada: "E aí, vais me dar um tratamento ou vou ter que continuar procurando um mais sabido no assunto?".

Ficou claro que não havia margem para negociação, e a resposta tinha de ser proporcional. E foi: "Dona Clodomira, a senhora teve muita sorte, porque descobriu um tumor pequeno e curável com uma cirurgia que eu sei fazer. Portanto, a sua peregrinação acabou aqui, e a senhora não vai mais a lugar nenhum!".

Pronto. As sobrancelhas se afastaram quando as rugas da angústia desapareceram, a maleta escorreu para o pé da cadeira e, com um meio sorriso enviesado, ela olhou para a filha e se rendeu: "Mas um tipo com tanta certeza não pode estar errado!".

Para sorte de ambos, não estava. Ela se curou, eu ganhei uma amiga de uma simplicidade comovente. Nenhuma reconsulta sem algo para agradecer. Podia ser uma rapadura ou um punhado de ervilha, que nunca me animei em lhe contar o quanto odiava.

Na visita de revisão dos dez anos da cirurgia, um presente inesquecível: uma galinha numa sacola de estopa, que ela jurou que na Estação Rodoviária ainda se debatia, mas que agora tinha o pescoço caído. Sentamo-nos num banco da velha pracinha em frente ao hospital e conversamos muito. Contou-me da morte do marido e da responsabilidade de cuidar que os filhos não perdessem o rumo.

Quando nos despedimos, uma confissão enternecedora: "Acho que você é o meu melhor amigo". Pequeninha que era, abraçou-me pela cintura.

Maravilhosa sensação de sentir-se médico por inteiro e mais vivo do que nunca. Pena que a pobre galinha continuasse lá, estatelada, com aquela cara de morta.

O dilema de amadurecer

Quando era residente, despertei a simpatia de um alemãozinho com um olho que doía de tão azul. Ele passou a me perseguir pelo hospital inteiro e resistia agarrado à minha perna quando pressentia que eu estava indo embora. Hoje sei que o que fiz é condenável e espero que não haja pena retroativa para aquilo: um dia, acabei levando-o para minha casa ao final da tarde e, ao vê-lo ser banhado, saciado na sua fome ancestral e vestido para dormir com o pijama do meu filho pequeno, tive a certeza de que tinha feito a melhor coisa daquela fase já distante da minha vida. Agora, provavelmente, não repetiria a façanha e justificaria dizendo que fiquei mais maduro, sem ter certeza de que isso indique ter melhorado.

Anos depois, ao receber a solicitação de uma consulta interdisciplinar, constava na ficha o nome do paciente, Horácio, o setor de oncologia e uma surpresa na idade: nove anos. Foi sucinto quando lhe perguntei, intuindo a resposta: "Por que Horácio?". "Vontade do meu avô!" Aparentemente, dele também herdara a sobriedade e o jeito de vestir. Sentado à minha frente, com os bracinhos cruzados, um paletozinho desbotado que começava a lhe faltar nas mangas, uma inquietude nervosa das pernas e o cabelo loiro rarefeito pela quimioterapia, era um convite a ser abraçado, mas resisti. Tinha ficado mais maduro, lembram?

Na festinha natalina, havia uma mesa repleta de brinquedos trazidos pelos anjos anônimos da Liga Feminina de Combate ao Câncer, e um bando de magrinhos impacientes sendo selecionados, por ordem de sorteio, para escolher livremente o seu presente.

A chamada prosseguiu, e eu não conseguia me despegar dos olhinhos luminosos do Horácio cada vez que um coleguinha se aproximava da mesa para a seleção. Quando já restavam poucos brinquedos, ele foi finalmente chamado. Caminhou resoluto, afastou uns carrinhos de plástico, agarrou o único livro que havia na oferta, colocou embaixo do braço do paletó de mangas curtas *O menino do dedo verde* e, eufórico, com o lábio superior tremendo, caminhou na minha direção: "Bah, tio, tu não imaginas o quanto torci pra que ninguém gostasse de ler como eu!". O bracinho desocupado enganchou e, então, nos abraçamos. E choramos. Seja lá o que isto signifique, sempre haverá tempo para amadurecer no futuro.

Felicidade: o trabalho que dá

QUEM CONSULTA A literatura fica impressionado com o rosário de recomendações na busca da felicidade, mas sempre com uma conclusão unânime: o caminho mais seguro é ajudar o outro, o que, além de ser um exercício de humanismo, ainda desperta nos beneficiados o mais nobre dos sentimentos, a gratidão. No desespero da recente pandemia, este sentimento ficou evidente como raramente tinha acontecido. A onda de manifestações coletivas de aplauso aos profissionais da saúde só precisa permanecer para que ninguém a considere um reles fruto do pânico transitório. Qualquer medo contamina a gratidão.

Enquanto isto, seguimos encantados com a descoberta de que ser médico, de verdade, é dar a alguém que nos procura uma alegria que ele não teria se não fôssemos capazes de fazer o que fazemos. E sem nenhuma soberba, até porque estamos sempre assombrados com nossos erros, dos quais, muitas vezes, nunca nos recuperamos completamente.

Apesar da diversidade de vicissitudes e ambições, consagrou-se a observação de que agrupados somos mais e que, em geral, a solidão flagela, reduz a expectativa de vida, aumenta o risco de adoecer, e quando isto ocorre, o solitário sofre mais.

Ainda que esta observação seja consensual, não se pode negar a possibilidade, real e menos exigente, de sermos felizes sozinhos. Sempre me impressionou a capacidade de certas pessoas de estarem contentes com coisas que os outros consideram menores, em contraste com os que exigem a felicidade global, geralmente tendo fracassado com a sua.

Um dos depoimentos mais pungentes, recebi de um leitor fiel que confessou ter chorado enquanto assava uma costelinha no seu solitário churrasco de domingo e se deu conta de que era, sim, uma pessoa feliz, e se sentia grato por isto.

Um exemplo de autodidata inteligente, ao entender que a pretensão de fazer todo o mecanismo funcionar harmonicamente é um obstáculo na perseguição à felicidade – esta coisa que não existe, e um dia, acaba.

Se não há futuro, fale do passado

Nas visitas aos leitos dos pacientes, acompanhado de estudantes, é rotina que façamos um resumo do caso antes que entremos no quarto, para que os alunos tenham uma noção do que irão encontrar.

Era um grupo de oito jovens, quartanistas de medicina, e a introdução foi sucinta: "Vamos agora conhecer o Miguel, de 57 anos, que tem um câncer avançado de esôfago, que tratou com quimioterapia e radioterapia, com uma resposta pobre, e a doença evoluiu até o surgimento de pelo menos três metástases cerebrais. É um paciente em fase terminal da doença, com um emagrecimento impressionante".

Um dos alunos, visivelmente ansioso, perguntou: "E esse coitado ainda está consciente?".

A confirmação de que sim resultou em três abandonos da visita, incluindo uma doutora, que justificou: "Eu não saberia o que dizer, muito menos o que perguntar, e eu choro com muita facilidade, o que acho que só iria deprimi-lo mais ainda".

Desisti de entrar no quarto e retornei para explicar aos alunos que a doença é uma abstração da realidade e se encontra nos livros, nos laudos da tomografia ou nos exames de patologia. Para o paciente, a doença só pode ser medida pela perspectiva do sofrimento.

Ser médico nesta hora é entender que o fim da vida é reconhecível com a maior certeza pelo paciente e que tudo que lhe interessa, nesse estágio, é como manejar o passado com suas sombras, e dúvidas, e mentiras, e traições, e culpas e remorsos. E o médico que pretenda escalar esse degrau superior da medicina é o que se oferece para ajudá-lo a apaziguar seus demônios, para que ele morra em paz. Quando terminei de falar, a menina chorona entrou decidida no quarto do paciente. Ao sair do hospital, resolvi dar uma última espiada.

Ela estava sentada na cama do Miguel e lhe segurava uma das mãos. E expôs todo o humanismo que nem ela imaginava carregar no seu jovem coração, quando perguntou: "O senhor sabia que neste andar não tem nenhum paciente com fotos de netos tão lindos na mesa de cabeceira quanto o senhor!?". Ele então misturou lágrima e sorriso e ofereceu-lhe a segunda mão para que ela segurasse.

E eu fiquei esperando que ela chorasse, porque teria descoberto, bem cedo na vida, o quanto esse choro que alcança o limite da parceria humana pode ser o melhor choro que se possa chorar.

A felicidade lotérica

Kathleen, uma assistente social, na época com 32 anos, casada há quase dez, sem filhos, foi levada por uma colega para auxiliar no abrigo de menores à espera de adoção. Quando bateu o olho no Steve, então com quatro anos, o coração deu um salto no peito, e não se desgrudaram mais. No final daquela tarde, enquanto arrumava as suas coisas na bolsa, ele abraçou uma das suas pernas com a determinação de quem nunca mais soltaria. Comovida com a reciprocidade do afeto, negociou com a diretora a possibilidade de levá-lo para casa e devolvê-lo na manhã seguinte. De banho tomado, e saciado de sua fome ancestral, foi colocado para dormir num quarto menor, anexo à suíte do casal. A reação do marido, que chegou logo depois, foi intempestiva:

"Não quero esse pirralho na minha casa. Devolva-o amanhã cedo e acabou!" Enquanto o esposo dormia, ela chorou muito, em silêncio. Na manhã seguinte, ele resolveu dar mais uma olhada no moleque e lá do quarto gritou: "O teu pestinha sumiu". Em sobressalto, ela descobriu a cama vazia e sem as cobertas. Desceu as escadas correndo, com o coração na boca, e parou. O garotinho estava acomodado sobre o edredom que improvisara como colchão e dormia ao rés da porta.

Eles então entenderam: o moleque devia ter ouvido a discussão deles e armara junto à saída da casa uma última trincheira para resistir ao abandono. Era frágil, mas a única que ele conseguira erguer. Tomaram café em silêncio, olhos fixos naquele montinho de gente que ressonava encolhido, em posição fetal. Ao sair, o marido recomendou: "E não esqueça de comprar umas roupas bem bonitas para o nosso garotinho!". O amor tinha vencido, mais uma vez.

O abandono

Ezequiel veio da emergência com o diagnóstico de pneumotórax, o que eliminou todas as burocracias e impeditivos para a admissão imediata no hospital. Tinha o olhar triste e os ombros curvados de abandono. Quando perguntado o seu sobrenome, houve o primeiro desencontro: o Rosling anunciado em um quase sussurro não coincidia com o documento amassado que carregava na carteira envolto num plástico sujo. Mas ninguém se importou com isso. A prioridade era tentar expandir logo o pulmão direito e recuperar o fôlego. Os exames que se seguiram foram uma sucessão de desgraças. O pulmão não reexpandia, encarcerado que estava por um grande tumor, e as tomografias detectaram implantes da doença em outros órgãos. Duas semanas depois, Ezequiel morreu na enfermaria, rodeado por três desconhecidos. Ninguém lembrava de ele ter recebido qualquer visita nesses vários dias em que os parceiros de quarto foram sendo renovados. Tampouco havia no prontuário alguma referência à família. Quatro dias depois da morte, a assistente social comentou que o cadáver continuava no necrotério e que nenhum familiar tinha respondido aos apelos para o resgate do corpo. Não sei que fim deram ao que sobrou do Ezequiel. A morte dos zumbis não provoca comoção.

Na virada do ano, com o deslocamento maciço da população em direção ao litoral, as rádios colocam repórteres em pontos estratégicos para orientar os motoristas sobre como enfrentar a sobrecarga nas nossas estradas, onde é comum o relato de congestionamentos gigantescos, muitas vezes agravados pela insanidade dos apressados sem causa.

No meio desse noticiário, chamava a atenção uma advertência incomum. Os motoristas deviam ter redobrada atenção numa curva fechada para a esquerda, no quilômetro 5 da Estrada do Mar, porque havia um animal morto na pista da direita.

Um cão de pelagem escura havia sido atropelado na noite anterior, e a remoção do corpo ainda aguardava a iniciativa das autoridades competentes. E, então, o curioso da notícia: o cadáver tinha companhia. Um cão branco, da mesma linhagem vira-lata, mantinha-se estendido ao lado do corpo, com a cabeça entre as patas dianteiras, velando o companheiro. E as várias tentativas dos passantes de removê-lo do local tinham fracassado.

Como se vê, nem todas as espécies animais abandonam seus parceiros.

O estigma da invisibilidade

O FANTASMA DA INVISIBILIDADE deprime a todos e, de maneira mais contundente, aos que, em algum momento, estiveram sob holofotes. Perguntem a um artista de sucesso o que mais o incomoda e ele dirá: a falta de privacidade. Agora questionem um velho ator aposentado do que ele mais sente saudade e, de olhos marejados, ele confessará: do assédio dos fãs. Porque o processo da invisibilidade é doloroso.

Mais dramática do que essa previsível obscuridade no ocaso da vida é a que relatam alguns velhinhos ao se sentirem excluídos dos projetos familiares, seja porque não ouvem bem ou porque as pernas menos obedientes não acompanham o ritmo do pessoal, e ninguém mais consegue mais disfarçar o incômodo do estorvo.

Mas existe um outro tipo de invisibilidade, mais infame e mais cruel, o da insignificância. Com ele se magoam as pessoas humildes, essas que executam tarefas tão simples que ninguém as vê.

Naquela sexta-feira, o engenheiro de alimentos resolveu dar uma última olhada na temperatura da câmara frigorífica antes de sair para o fim de semana. O desespero bateu quando se deu conta de que a porta de aço tinha fechado sozinha. Tentou acionar o sistema de alarme, bateu, gritou e, desesperado, sentou-se no canto mais distante do ponto de saída do fluxo gelado e, com o tempo passando, cresceu a certeza de que morreria.

Três horas depois, quando tremia o corpo todo e já nem sentia mais as extremidades, de repente a porta se abriu e entrou o porteiro da empresa, com seu corpanzil e uma cara preta sorridente. Tratada a hipotermia, perguntou ao seu salvador: "O que te levou a abrir a porta da câmara, depois de tanto tempo que todos já tinham ido embora?".

"Ah, doutor, nem sei como é que vou lhe explicar, mas o senhor é o único aqui na empresa que me cumprimenta na chegada e na saída. Eu tinha certeza do seu bom-dia, e então, quando me faltou o seu boa-noite, eu soube que tinha acontecido uma coisa muito ruim, e saí a lhe procurar. Eu ia virar isso aqui, mas eu ia lhe encontrar!"

Ninguém é mais agradecido que o humilde tratado com dignidade.

Amor, só se for incondicional

Cada um ama do seu jeito, e a maior bobagem é aconselhar alguém sobre como proceder ao bater de frente com o dito cujo. Então, nunca digas que o amor é cego, só porque ele te cegou.

A história que inspirou esta crônica é verídica, e foi contada pelo professor Silvano Raia, um grande mestre da cirurgia brasileira. Ele estava no sexto ano do curso médico, quando era interno do Hospital das Clínicas, em São Paulo.

Num plantão noturno, os doutorandos, em ordem alfabética, recebiam os pacientes admitidos em ordem de chegada, e lhe coube testemunhar um episódio surreal.

Uma futura ginecologista, sua colega e vizinha de "bancada", recebeu aleatoriamente uma mulher jovem e bonita, que fora agredida com uma navalhada, que lhe causou um longo corte superficial nas costas. E então se seguiu um interrogatório previsível: "Minha filha, quem foi que fez isso em você?".

"Ah, doutora, foi o meu homem, o Mexerica. A polícia está dando em cima do nosso trabalho na Avenida Paulista, a renda diminuiu, e ele fica furioso."

A doutora encheu o peito e fez, aos brados, o seguinte discurso: "Que você se prostitua já é uma miséria. Pior ainda que você dê o resultado do seu trabalho desprezível a um homem. Ainda mais para um fdp que faz isso em você".

A paciente não respondeu. Passados alguns minutos, a doutora insistiu: "Então, você não diz nada?".

E para a surpresa da doutora, e de todos os que puderam ouvir, a paciente respondeu: "Doutora, não adianta lhe explicar, a senhora não conhece o Mexerica!".

Hora de acordar

Quem já se submeteu ao convívio massacrante com a burocracia sabe bem o quanto o burocrata profissional odeia subir a escada hierárquica em busca da solução de um problema que ultrapassou os limites do seu reinado. Provoque essa situação, ameaçando-o com a responsabilização pela perda de uma vida humana, e ele cederá, mas terás produzido um inimigo feroz e definitivo.

O Cláudio Lacerda é um obstinado, desses que não aceitam que as mazelas de um país pobre sejam limitantes do tamanho dos seus sonhos. Quando deu início ao programa de transplante de fígado em Recife, ninguém tinha dúvidas disso.

Rana tinha só quatro aninhos, mal vividos pela doença hepática congênita que desde logo anunciou que nenhuma paliação seria efetiva. Com a consciência da enorme dificuldade de se conseguir um doador de tamanho compatível com o seu corpinho mirrado, ela foi colocada numa lista de espera plena de improbabilidade. O anúncio, tarde da noite, da existência de um doador pediátrico, em Maceió, euforizou o grupo, que viu renascer a esperança de salvar aquela bonequinha de sorriso triste. E foi no embalo dessa expectativa, que a burocracia deu o ar da graça. A pessoa que atendeu ao telefonema em que se solicitava a liberação de um helicóptero para buscar o órgão foi rápida em comunicar que naquele horário era impossível e desligou o telefone. Claro que a capacidade de luta e a tenacidade de quem fizera mais de mil transplantes no nordeste brasileiro tinha sido subestimada. Confirmada a negativa com uma justificativa estúpida como "não pode e pronto", o primeiro obstáculo foi removido diante da ameaça de que a morte da criança seria responsabilidade de alguém e que, antes que o telefone fosse novamente desligado, o nome desse alguém teria de ser anunciado. No meio da madrugada, com o estresse em ascensão e o tempo se esgotando, a discussão mudou de nível e, acionado o burocrata grau 4, este lançou mão de um argumento que seu cérebro de ervilha deve ter concebido como definitivo: "Helicóptero, a essa hora, só com autorização do governador!".

Maravilha que havia quem pudesse decidir, porque a resposta estava pronta: "Pois então acorde o governador!". Pouco provável que em toda a linda história de Pernambuco algum governador tivesse sido acordado por causa mais justa.

Por motivo de força maior

COM UM ENFISEMA SEVERO, em fase final, os parâmetros funcionais do Zé Luiz eram péssimos, com apenas 15% de reserva pulmonar, extremamente emagrecido, um tipo sanguíneo raro e uma expectativa de vida de, no máximo, seis meses. A única coisa que animava era o brilho dos olhos. Intenso, estimulante, transbordando de vontade de seguir por aqui. E só. A avaliação multidisciplinar concluiu tratar-se de um solitário, pobre, sem ambições aparentes, trazido por uma sobrinha que conhecia um transplantado de pulmão de quem ouvira maravilhas.

Durante o tempo de espera, teve quatro internações na UTI e em duas delas precisou ser intubado. Cada uma dessas intercorrências tinha cara de última, mas ele sempre dava um jeito de se safar. Um dia o encontrei saindo da terapia intensiva e, antes que lhe dissesse qualquer coisa, ele levantou o polegar e anunciou, orgulhoso: "Ainda não foi desta vez!". Passados quase dois anos e meio, contrariando todos os critérios de previsão de expectativa de vida, ele continuava vivo e entrou no Centro de Transplantes ofegante, mas sorridente, numa madrugada fria do último inverno da virada do século. No dia da alta, sentei-me com ele e quis saber de onde tirava essa energia que lhe permitira quebrar todos os recordes de sobrevivência, e ele, com um sorriso meio encabulado, me confidenciou: "Ah, doutor, então vou ter que lhe confessar. É que a Ana Maria me prometeu que se eu sobrevivesse ela esperaria por mim".

Tudo explicado, a rigidez dos algoritmos que estimam sobrevida não inclui amor para dar e amor para receber!

O que só uma mãe perdoa

A Georgina tinha 76 anos quando foi internada com derrame pleural, e os exames confirmaram a disseminação de um câncer renal que tinha operado cinco anos antes. No final dos anos 90, o tumor de rim estava sempre no topo da lista dos cânceres que não respondiam à quimioterapia. Não tínhamos como saber o quanto ela sabia disso, mas havia uma resignação e uma tristeza no olhar que sugeriam que sim. Convivi com Georgina durante quase um ano e, nesse tempo, nunca ouvi uma queixa que fosse. Tinha trabalhado a vida toda como cozinheira de um hotel de luxo e não escondia o encanto ao citar a lista de famosos que tinha alimentado, e sempre terminava relembrando a surpresa ao ser interrompida na cozinha pelo empresário Antônio Ermírio de Moraes, que não resistira cumprimentá-la "porque nunca tinha comido um risoto tão gostoso".

Havia tanto orgulho em cada relato que se poderia supor que a culinária era a marca definitiva, e única, da sua vida modesta. Mas ela tinha um trunfo guardado a muitas chaves: um filho, que conseguira graduar com imenso sacrifício e agora era engenheiro-chefe de plataforma da Petrobras, em Campos. Fiquei muito surpreso com a existência dele, porque ela era a imagem da solidão. Só soube da existência desse filho quando surgiu um porta-retratos na mesa de cabeceira, justo naquela fase triste em que os cuidados paliativos apontavam para o fim, a falta de ar se tornara insuportável e o aumento da oferta de oxigênio, inútil. "Não quero que meu filho me veja morrer. Ele que fique com a lembrança do tempo em que eu tinha saúde, para ser mãe e pai, que ele nunca conheceu. Eu só tinha dezessete anos, e o senhor nem imagina que lindo era meu alemão!"

Quando ensaiei o discurso do quanto era injusto privar um filho do convívio final com a sua mãe, ela me interrompeu: "Não é nada disso, doutor, ele não viria de qualquer jeito!".

"Mas, por que não?" "Ah, doutor, ele sempre me escondeu. No início, isso me magoou muito, mas depois aceitei, e acabei achando que ele tinha razão: não ajudaria nada a um branquelo bonitão como ele ter uma mãe negra como eu!"

A verdade cruel e inútil

Sempre me rebelei contra a verdade total em oncologia, preferindo a verdade útil, que priorize as informações que deem ao paciente o conhecimento suficiente para tomar as decisões corretas, sem subtrair-lhe a esperança, e principalmente dando-lhe tempo para que recrute suas reservas emocionais e acabe descobrindo forças que ele nem suspeitava possuir.

Na unidade de oncologia da Clínica Mayo, a orientação era explícita: as doenças e seus desdobramentos são propriedade exclusiva do paciente, não cabendo ao médico interferir na gestão da desgraça individual. Nunca se discutia a possibilidade empática de se dispensar uma verdade cruel que fizesse apenas antecipar sofrimento sem nenhuma utilidade para o paciente, uma coisa assim, do tipo compaixão.

O seu Edmond Ryan era um velho plantador de milho em Minnesota, viúvo e solitário, que nunca soubemos se tinha filhos, porque, quando questionado, ele sempre mudava de assunto, deixando claro que ali havia uma grande mágoa estocada. A tristeza do seu olhar me impressionou e a semelhança física de sua cabeça com a do meu pai, de quem eu morria de saudade, me conquistou.

Com um tumor agressivo de pleura, descoberto em fase avançada, estava certamente vivendo seus últimos poucos meses. Fomos em grupo vê-lo num final de tarde, e ele parecia mais animado com a ideia de ir para casa no dia seguinte. Quando o oncologista lhe entregou a receita, ele quis saber a utilidade de cada medicamento. Informado que eram analgésicos, médios e fortes, ele argumentou: "Acho que não precisava tanto, doutor. Eu me considero uma rocha para dor!". E então o oncologista encerrou a discussão: "O senhor não subestime a dor da invasão das costelas que é o que o senhor vai descobrir quando este tumor chegar lá!". A bochecha do seu Edmond ainda tremia quando saímos do quarto. Desconfortável, questionei o professor dizendo que o Edmond provavelmente não dormiria naquela noite, mas ele foi lacônico: "Fazê-lo dormir é a função do benzodiazepínico, não minha!".

Na manhã seguinte, nevava lá fora e, antes de entrar no bloco cirúrgico, fui me despedir daquele velhinho de cara fofa, que se anunciara uma rocha, antes de descobrir que as palavras desprovidas de afeto podem ser uma britadeira cruel. Tentei confortá-lo, mas os olhos estavam vazios. Quis então saber se havia alguma coisa que eu pudesse fazer para ajudá-lo. Chorando, ele tomou minhas duas mãos e se despediu: "Volte para o Brasil e seja feliz. Este lugar aqui é muito frio para você".

Irmãos para o que vier

Os GAROTOS QUE CONHECI quase vinte anos depois nasceram irmãos, separados por onze meses, e ultrapassaram todas as barreiras da seleção natural para sobreviver à gincana diária de miséria num casebre da periferia, onde compartilharam fome e desesperança com mais umas oito pessoas que compunham aquilo que ninguém se animaria a chamar de família. O pai, um alcoólatra que batia regularmente nos filhos, fez o favor de poupá-los do seu desamor quando morreu de cirrose antes dos quarenta anos. E quando o casebre foi invadido por um traficante que cismara que seu desafeto escondera drogas no colchão, a mãe, que se atravessara para defender os filhos adolescentes, foi brutalmente assassinada na frente da prole.

Depois disso, a família foi dissolvida em abrigos, reformatórios e centros de adoção, e ninguém mais soube dos outros até que a doença do Roney forçou a busca de parentes. No tratamento de uma leucemia, a necessidade de um transplante exauriu as possibilidades de um doador cadastrado no Banco de Medula Óssea, e o incansável pessoal da Assistência Social saiu a campo, na tentativa meio desesperada de reconstruir o caminho da debandada familiar. O Roney, que por ocasião da morte da mãe tinha quatro aninhos, recordava bem de um dos irmãos, chamado Rodrigo. Lembrava também que era dele que gostava mais.

Por sorte, o Rodrigo constava dos registros de adoção e, se estivesse vivo, ventura que não tiveram os três mais velhos, devia morar em Goiânia, para onde fora levado em adoção, aos cinco anos de idade. Houve uma excitação na enfermaria quando chegou a notícia que o Rodrigo tinha sido localizado e que estava a caminho com sua nova família.

O encontro se transformou numa cascata de afetos. Primeiro os dois se olharam por um tempo, depois se apalparam e, por fim, se envolveram num abraço sacudido que terminou por incorporar os pais adotivos que já choravam convulsivamente. Quando começaram os testes, ouvi de uma funcionária da limpeza: "Que Deus não fale mais comigo, se eles não forem compatíveis!".

Não se sabe o quanto esta ameaça pesou, mas há quem acredite que Deus sabe quando ninguém está para brincadeira e, para evitar bronca maior, resolve ajudar. Seja lá como for, o certo é que aquela afinidade descoberta lá na infância de miséria compartilhada materializou-se numa compatibilidade perfeita.

Semanas depois do transplante, eram vistos caminhando pelo pátio do hospital. E mais de um funcionário percebeu que frequentemente eles interrompiam a conversa para uma nova sessão de abraços. E ficavam lá aquelas cabeças, uma careca, outra moicano, rodando pelo jardim.

Ao vê-los naquela ânsia de recuperar o afeto desperdiçado, aprendemos que pior do que a rudeza dos maus-tratos teria sido perder o encanto da reciprocidade do afeto.

De quem você precisa?

Que ninguém seja ingênuo de supor que se possa encontrar um poço de virtudes em um morador de rua. Mas este não é o ponto. O que interessa é que esse solitário padrão precisa de alguma maneira sobreviver, e isso significa encontrar algum objeto de solidariedade que seja confiável, apesar da completa ausência de atrativos. E então entendemos por que quase todos os sem-teto buscam o afeto, sempre confiável, de um cão de rua e fazem dele um parceiro de desdita e abandono.

Perto da minha casa, ao lado da melhor padaria da cidade, há uma grande marquise, onde nos dias frios se acomodam os miseráveis famintos. Um dia desses, ao sair da padaria, fui chamado por um mendigo que pediu um dinheirinho porque estava "sem comer desde ontem". Como fome, feito frio, sempre mexe comigo, decidi voltar e comprar um sanduíche para garantir o melhor destino ao pedido. Quando fiz a volta para entrar no carro, percebi que depois de uma mordida generosa que consumiu metade do presente, ele ofereceu a outra metade a um vira-lata de olhos fundos, que a devorou num instante, e em seguida lhe lambeu as mãos de um jeito que os humanos civilizados não sabem agradecer.

Perdão, o melhor começo do fim

O Alfredo era um homem velho, como são quase todos os Alfredos, e estava doente e escalado para ser um dos 900 mil brasileiros que naquele ano morreriam de morte anunciada e, do desfecho que se acercava, não havia nada que pudesse ser feito para evitar. Quando o soube viúvo, comecei a entender a sua solidão, mas ainda assim surpreendia a falta total de familiares, e me dei conta de que o horário de visitas acentuava seu sofrimento solitário e silencioso, em contraste com a enfermaria ruidosa pela presença de numerosos visitantes dos outros pacientes.

Nas semanas seguintes, sempre que pude, lhe fiz companhia na hora da visita, e lhe perguntei se havia algum parente que gostaria que avisássemos da sua condição de enfermo. Ele, meio acabrunhado, confessou que parentes ele tinha, mas os que viviam mais perto nunca vieram visitá-lo enquanto estava saudável e, então, "agora eu não preciso que venham só para descobrir como ficou minha pele encostada no osso! E o meu irmão Osmar, com quem eu precisava muito conversar antes de partir, mora lá para cima, nesse estado novo que tem nome de rio!".

E me entregou um papel meio surrado com um número de telefone, e o DDD 63 indicava a cidade de Palmas, no Tocantins. Naquela noite fiz a ligação, confirmei que o

Osmar atendia àquele número. No dia seguinte, emprestei-lhe meu celular com o número do Osmar pré-discado no visor. Quando voltei, uma hora depois, o Alfredo chorava, mas as lágrimas que escorriam não pareciam de sofrimento.

Quando quis saber como tinha sido, ele abriu um enorme sorriso e confessou: "Acho que aquele filho da mãe não acreditou muito quando disse que tô alinhavado, mas o importante é que a *gente se acertemos!*". Dias depois, com a serenidade de quem está pronto, ele me chamou para dizer: "Ah, doutor, quase me esqueço de lhe pagar por ter me emprestado o celular".

"Que bobagem, Alfredo, a ligação pra aquele estado que tem nome de rio nem é cara!"

"Mas e o quanto valem aquelas visitas que o senhor me fez só para que eu não me sentisse sozinho com a enfermaria cheia de parentes dos meus colegas?"

Ser mãe não é pra qualquer pai

O Serginho tinha quinze anos quando veio para uma consulta, desacompanhado. A pressa em tirar a blusa para que eu visse logo o tamanho do defeito tinha a urgência de quem precisava agudamente de um aliado, não para justificar a cirurgia, porque esta era a sua pretensão desesperada, mas para enfrentar a resistência do pai que, segundo ele, se negara a discutir o assunto. "E a sua mãe, o que pensa disso?" Ele encheu os olhos para contar que a mãe tinha morrido e, desde então, o pai tratava de ser as duas coisas.

E aí transpareceu o belo garoto que ele é e que, numa condição ideal, eu adotaria:

"O problema, doutor, é que eu não posso de jeito nenhum magoar meu velho, porque ele é o melhor pai do mundo. Aí, um dia desses, eu li uma das suas crônicas no jornal e pensei: 'Bem que esse doutor podia me ajudar a despertar no meu pai a falta que me faz a minha mãe!'" Resisti a abraçá-lo. Com dificuldade.

Combinamos então uma estratégia que devia funcionar, sem gerar ansiedade exagerada, mas se bastar para trazer o pai na próxima consulta.

Dias depois, o garoto baixou os olhos enquanto ouvia o relato do pai preocupado com a possibilidade de que aquele afundamento da parede torácica do menino pudesse afetar o desempenho do seu pulmão. Evitando alertar para um risco que era apenas imaginário, pedi ao Serginho que descrevesse o que aquele defeito significava para ele. Então me dei conta do quanto aquele discurso já viera ensaiado. Qual um bacharel experiente, empertigado, olhando diretamente para o pai, descreveu o horror de cada sessão de educação física e o desespero de conviver com o olhar crítico dos coleguinhas ao vê-lo sem camisa.

Então, o pai, visivelmente emocionado, questionou: "Mas não é possível que a medicina tão avançada não tenha um recurso para corrigir esse defeito! Doutor, por favor, nos ajude!".

No final da consulta, com tudo acertado, o Serginho ria e chorava, e o pai, meio sem entender, só se emocionou quando o filho disse: "A minha mãe também chorava quando ficava muito feliz!". Seguiram abraçados pelo corredor e claramente cabia mais gente naquele abraço. Fechei a porta com a certeza de que agora aquela dupla tinha a mais doce companhia na volta para casa.

A noite precisa ser protegida

O Asdrúbal era de Colônia do Sacramento, no Uruguai. Nascido de família rica, graduou-se em filosofia pela Universidade de Buenos Aires e continuou lá, por mais uns doze anos, onde foi um notívago, encantado pela música, pela arte e, claro, pela boemia.

Com 81 anos, veio consultar sozinho. Era um homem elegante e genuinamente refinado, sem afetação. Impossível acertar-lhe a idade pela postura descontraída e pela marcha ereta e digna. Trazia uma tomografia que mostrava um tumor de cinco centímetros no pulmão esquerdo com vários gânglios entre os pulmões, maiores do que o próprio tumor. No fim da tarde do terceiro dia de internação, recebi os resultados dos exames, que incluíam uma punção pulmonar e uma avaliação de corpo inteiro.

Com as suspeitas diagnósticas confirmadas, fui visitá-lo no fim da tarde e, ao vê-lo sozinho, anunciei que o patologista me prometera o resultado para o dia seguinte. Na manhã seguinte, já o encontrei de banho tomado e vestido como para uma noitada de festa.

Quando lhe expliquei que era mesmo um tumor, não cirúrgico, e que deveria tratar-se com quimioterapia e radioterapia, com ótima expectativa de resposta porque os tumores com células daquele tipo respondiam bem, ele fez um silêncio resignado, indispensável à metabolização das notícias. As ruins mais que as outras.

Depois de uma longa conversa sobre onde ser tratado, duração do tratamento e necessidade de revisões, nos despedimos.

"Claro que o senhor já sabia de tudo isso quando esteve aqui ontem à tardinha. Então deixe-me agradecê-lo, porque sua sensibilidade me permitiu dormir uma noite a mais com alguma esperança."

Antes que respondesse, ele completou: "Parabéns, doutor; sendo um boêmio, aprendi que quem não for capaz de proteger a delicadeza da noite nunca conseguirá ser generoso durante o dia".

Prisão domiciliar

Quando a idade deságua na inevitável perda da autonomia, a relação familiar que sempre preservou uma distância convenientemente respeitosa sofre um grande estremecimento ao perceber que o autoritário herói da vida toda se transformou num velhinho frágil com marcha insegura e propensa a tombos frequentes. A proibição sumária de dirigir, em geral elaborada no conluio esposa com o médico da família, costuma ser a primeira castração de privilégios, e a presença de um estranho para tomar conta do carro que até ontem ele conduzia é a materialização dos tristes novos tempos, em que nem destino nem trajeto serão mais de sua livre escolha. Nada arrasa mais um ex todo-poderoso do que a perda de autonomia para locomover-se. A restrição de movimentos e a necessidade de ajuda para os deslocamentos mais elementares liquidam com a última reserva de autoestima. Porque é duro admitir fragilidade, quando a ilusão de força era a última que lhe restava.

No fim do ano passado, quando a família me pediu que fosse vê-lo em casa, porque o Edvaldo estava muito fraco e encatarrado, relembrei as ótimas confidências que trocamos há uns quinze anos, quando lhe removi um tumor do pulmão direito. Daquela época eu guardava a imagem de um homem enérgico, com uma voz poderosa e um sofisticado senso de humor. Falando baixo, com suspiros intercalados com uma tosse seca, era um arremedo do meu velho amigo, agora numa luxuosa prisão domiciliar. Contou-me dos cuidados excessivos da família e do quanto lhe chateava que a cada hora alguém abrisse a porta para perguntar como estava e se precisava repor a água do chimarrão. Quando argumentei que eles estavam apenas preocupados que nada lhe faltasse, ele foi definitivo: "E custava que em algum momento um deles se dispusesse a tomar, ao menos, um mate comigo?".

Percebendo o quanto dói para um gaúcho a solidão de não ter para quem passar a cuia, pedi-lhe que me alcançasse o mate. E então descobri o tamanho da gratidão que ele podia colocar num único sorriso triste.

Os filhos nunca crescem

A FASE MAIS TRANQUILA da vida de uma família é aquela em que todos vão para a cama ao mesmo tempo, e alguém bem que podia ter nos advertido disso, para que festejássemos enquanto era possível. Depois, quando crescemos, muda a nossa opinião sobre sermos cuidados, mas não a dos pais.

Sempre me impressionou perceber o quanto o sentimento de proteção não tem idade nem limite, de modo a seguirmos pela vida pensando nos nossos filhos do mesmo jeito protecionista, talvez porque, no nosso coração, as crias nunca cresçam.

Dona Marilu fora operada havia uns vinte anos e seguiu em acompanhamento até muito depois de findo o protocolo de câncer de pulmão, mas ela vinha com frequência simplesmente para conferir "se o bem que estou me sentindo não é falso!". Uma fofa.

Uma tarde ligou para dizer que estava preocupada com uma das filhas e que eu agendasse uma consulta com a maior brevidade. No dia seguinte, entraram no consultório, mãe e filha, ambas com cara de saúde plena. Dona Marilu resumiu: "Esta é a minha menina do meio. Ela não está nada bem. Como eu só confio no senhor, sei que ela precisa muito lhe ouvir!".

Nunca me senti tão vulnerável ao iniciar uma consulta. Difícil lidar com o risinho debochado da "menina do meio", que na calma madura dos seus 68 anos, estava visivelmente interessada em destruir o ídolo de mamãe. Em nome da sobrevivência, a única solução que me ocorreu foi inverter a abordagem clássica:

"Por que sua mãe acha que eu posso ajudá-la, se nós dois estamos completamente convencidos de que não há nada que eu possa fazer?"

A gargalhada que se seguiu foi o jeito de aquela mulher inteligente reconhecer que eu tinha superado a emergência. E tem gente que acha monótona a atividade em consultório!

O que somos e o que aparentamos

No roteiro didático dos residentes da Clínica Mayo, a sessão aguardada com mais ansiedade por todos, e com sofrimento visceral dos envolvidos, era a chamada Morte Revisitada. Quinzenalmente, quatro mortes recentes eram analisadas em busca de aprendizado e de erros que pudessem ser convertidos em lições para que – quisera Deus – não se repetissem.

Essa catarse era precedida por trocas de confidências, apoio velado, revisões conjuntas e insônia, muita insônia, porque sem dúvida um dos exercícios mais massacrantes da atividade médica é a retrospecção dos maus casos.

Como sempre aprendemos com os nossos erros, nada mais didático do que chafurdá-los em busca de lições para o futuro. Mas como dói.

A atividade médica, sem o preciosismo das ciências matemáticas, usa os meios conhecidos de decisão baseada em evidências e depende de fatores impalpáveis, como atenção, juízo crítico e experiência. E, se não bastasse, pode ser influenciada por elementos ainda mais fragilizantes, como depressão, mau humor e cansaço.

Se o dia a dia dessa atividade tão fascinante e exigente, porque lida com o nosso bem mais valioso, está exposto a uma margem de erro tão perturbadora, o mínimo que se espera do médico responsável é a consciência das suas limitações.

Não pode ser coincidência que os melhores médicos sejam pessoas humildes, serenas e bem-resolvidas. Não há espaço para exibicionismo e prepotência na trilha pantanosa da incerteza e do imprevisto. Em cinquenta anos de atividade médica intensa, nunca encontrei um posudo que fosse bom médico. O convívio diário com a falibilidade recicla atitudes, elimina dissimulações, modela comportamentos e enternece corações.

Tenho reiterado isto aos mais jovens: dispensem os pretensiosos, porque eles, na ânsia irrefreável de aparentar, gastam toda a energia imprescindível para ser.

E ficam assim, vazios.

Onde a cabeça nos leva

A Mariângela, com as suas bochechas roliças, foi admitida com covid-19 e muita falta de ar. Depois de uma melhora inicial, que chegou a acalmar a aflição do único filho, a reação inflamatória recrudesceu e, após um dia de tentativas frustradas de medidas menos invasivas, ficou evidente que estava em fadiga muscular e a intubação era indispensável.

Seu médico, um intensivista dedicado e sensível, se apressou em comunicar-lhe e quis saber se ela mesma preferia dar a notícia ao filho.

Quando ela disse que sim, alcançaram-lhe um celular. Médicos, enfermeiros, técnicos e fisioterapeutas colecionaram, nesse tempo de pandemia, muitas histórias emocionantes. Mariângela, com uma calma incomum, tratou de tranquilizar o filho, animando-o que ela ia ficar bem e que ele se cuidasse. Encerradas as declarações de amor, o celular foi devolvido. Um minuto depois, enquanto o material de intubação era preparado, um pedido surpreendente: "Eu preciso outra vez do seu fone, doutor, porque me faltou dizer uma coisa importante ao meu filho!". Cercado de enorme expectativa do grupo assistente, o celular foi entregue: "Meu filho, uma coisa que esqueci: retire toda a roupa do varal, dobre e guarde no armário. Quando sair daqui eu passo!".

Como se aprendeu nesses tempos medonhos, o amor, infelizmente, não imuniza, mas o desamor é sempre mortal. Naquele pedido corriqueiro, começava o diferencial de esperança dos que têm amor pra dar e amor pra receber, os quais, por insondáveis caminhos, vislumbram a inabalável certeza de que vão sobreviver, mesmo que todo imenso estoque de afeto esteja camuflado na simples promessa de uma roupa por passar.

A última sala de espera

Nas últimas décadas, nos deparamos com uma situação imprevista com a qual estamos tentando conviver com alguma naturalidade: a da morte pela metade. Essa que machuca, dói e faz sofrer, mas não se completa. Essa meia morte que, por uma inversão biológica indesejada, conserva intacto um corpo indolente a carregar uma cabeça que já morreu.

Depois de uma longa trajetória de surpresas, falsas esperanças, risos constrangidos e abandono involuntário, descobre-se que o nosso queridão está na sala de espera da morte.

É quando o ser amado se desconecta definitivamente, a família não mais o reconhece e se apega à lembrança do que ele foi, porque já não é. Os progressos da neurociência foram, até aqui, concentrados em reconhecer o inimigo solerte e implacável, enquanto a humanidade, cada vez mais longeva, aguarda a ressurreição que, por enquanto, parece tarefa divina.

As histórias relatadas nesse limbo que define a morte parcial são comoventes, porque retratam a natureza humana na sua essência, irretocável. Um filho extremado me confidenciou que a experiência mais sofrida foi ouvir de um médico que devia aceitar que seu pai, aquele do arquivo amoroso, batera em retirada e que ele, que fizera o que podia, devia agora pensar nos seus filhos e tocar a vida.

Chorou pelo caminho, atormentado pela ideia de abandonar quem nunca tinha desistido dele, mesmo numa fase da vida em que ele mereceu.

Barbear o pai todos os dias e lhe cortar o cabelo a cada duas semanas foi a ponte de afeto que ele estendeu por um tempo, que ele já não lembrava quanto, mas no seu coração tinha certeza de que foi pouco.

O que era certo

O Jaime e o Osvaldo não se conheciam e, enquanto eram transplantados, suas famílias foram se reunindo na recepção do hospital e, depois de duas horas de confidências e palavras de apoio, já eram uma família só, irmanados pela angústia da espera, a incerteza do desfecho, a identidade de esperanças e, a partir daquele dia inesquecível, beneficiários da generosidade de uma mãe desconhecida que resolveu doar os órgãos do seu filho amado para que outras mães, que nunca conheceria, fossem poupadas da mesma terrível dor que lhe varava o coração. Ninguém podia pretender que aquele gesto lhe removesse o sofrimento, mas saber que vários pedaços de seu filho querido permitiriam que outros jovens voltassem para a vida era, pelo menos, uma tentativa desesperada de dar algum sentido à estupidez da morte na juventude.

Quando desci para contar que os transplantes haviam terminado e que ambos estavam bem, encontrei umas vinte pessoas abraçadas, rezando. Definitivamente não conseguiria dizer quem era parente de quem. A comunhão de angústias e desejos lhes borrara as feições.

Durante um tempo fiquei ouvindo o que rezavam, antes de interromper aquela corrente de oração que enchia o saguão de uma energia quase palpável.

Com as minhas notícias otimistas, houve uma pequena comemoração e os abraços se multiplicaram, depois as orações recomeçaram. Havia muito o que agradecer.

Embaixo da marquise, apoiada num carro com a porta aberta, uma senhora de cabelos grisalhos assoava o nariz com insistência. Passados mais de cinco anos, ainda não sei o que me deu tanta certeza, mas eu soube. Olhei-a e soube, imediatamente. Ela aceitou o abraço silencioso e ficamos assim um tempo, compartilhando ao longe o burburinho de alegria dos que tinham razões de sobra para festejar.

Por fim, ela falou: "Sei que isso é irregular, mas não resisti em dar uma espiada e ver o tamanho do que tinha feito. Agora sei que fiz o que era certo e já posso ir. Preciso enterrar meu filho!".

Instinto de defesa

O INSTINTO DE DEFESA, ainda que mais tardio no ser humano do que nos outros animais, já está lá na criança pequena que, quando ameaçada, tende a reagir e com todas as armas possíveis.

O Julinho chegou muito mal ao hospital pediátrico e foi levado diretamente ao bloco cirúrgico para tratamento de emergência de uma grave infecção pleural.

Quando fui vê-lo na manhã seguinte, a febre desaparecera e ele já respirava normalmente, mas a carinha era de muita dor, porque eu tinha drenado o tórax, colocando-lhe dois tubos entre as costelas.

Prescrevi então um analgésico e, enquanto esperava o efeito da droga para examiná-lo e querendo muito quebrar o gelo, comentei:

"Você sabe que eu tenho um netinho da sua idade?"

A reação instintiva contra a presença de quem lhe provocara dor foi instantânea: "E sabia que você é muito mais feio do que o meu avô?".

Bem feito. Eu já devia ter aprendido que não se brinca com quem está sentindo dor.

Já a história atribuída a Gabriel García Márquez exigiu do seu personagem muito mais criatividade. Um garoto de cinco anos foi a uma feira de rua, numa grande praça de Bogotá, acompanhado de sua mãe. Praça abarrotada e grande confusão, de repente se viu perdido. Correu a esmo, gritou, e nada de achar a mãe. Sem se desesperar, resolveu pedir ajuda a um velhinho que cortava fumo apoiado numa mesa de pedra: "O senhor, por acaso, não viu uma senhora com um casaco azul e sem um menino assim como eu?".

Um pai para sempre

Alguém escreveu que educação é o que sobra depois que esquecemos tudo o que nos ensinaram. Sempre que sinto falta do meu pai, lembro disso. E me apego ao seu modelo transmitido sem discursos. Um misto de sabedoria e intuição. Direto e limpo. Ele era um homem puro, de pensamento vertical, com raras dúvidas. E certezas tão positivas que não lembro de tê-lo visto deprimido ou triste, mesmo diante dessas decepções previsíveis ou insuspeitadas que a vida sempre dá um jeito de arranjar.

Adoro as histórias para lembrar do pai maravilhoso que tive, e sem fazer força, porque aquele era o seu único jeito de ser.

Aos dezessete anos, eu tinha feito um terceiro ano do curso científico (era assim que se chamava o segundo grau) menos caprichado e, disposto a recuperar o tempo perdido em infindáveis partidas de sinuca, me recolhi na fazenda em companhia de um amigo que tinha material invejável de dois cursinhos consecutivos, e estudei, em média, dezesseis horas por dia e cheguei a ficar vinte dias sem um fim de semana na cidade. Várias pessoas da família, comovidas com o esforço, tentavam desastradamente me consolar dizendo: "Calma, não se estresse tanto, você é tão novo! Se não der, no ano que vem você passa!".

E eu ficava remoendo (como assim, tudo de novo? E este esforço, por nada?). E me sentia completamente abandonado numa batalha em que para perdê-la já havia o que eu mais odiava: consolo.

Quando finalmente chegou o dia da viagem, fomos em silêncio até a estação rodoviária, mas na porta do ônibus ganhei um abraço mais demorado e o que precisava ouvir: "Vai lá e mostra para aqueles caras que nesta família também tem pedigree".

Chorei no ônibus e ainda hoje sinto vontade de chorar quando lembro da força daquele abraço, da loção da barba recém-feita, e do cheiro bom que meu pai tinha.

Sentir-se médico

Há muitos anos tenho me preocupado em estabelecer estratégias que funcionem como balizadores da atitude médica não através de protocolos frios, mas servindo-me do árbitro mais comprometido com essa avaliação: o próprio paciente.

Uma pesquisa em hospital universitário identificou como principais queixas dos pacientes a incapacidade de ouvir, a pressa em encerrar o atendimento, a desconsideração com o tempo de espera, e a falta de vínculo decorrente da alta rotatividade dos "médicos". A pesquisa começou com alunos a partir do terceiro ano da graduação e se estendeu até o final da residência médica. A aferição do rendimento do estudante, fugindo do convencional, não contabilizava o desempenho acadêmico, mas simplesmente as notas atribuídas pelos pacientes, familiares e funcionários.

Uma observação inicial considerada surpreendente foi a predileção pelo atendimento dos terceiranistas, justamente os menos qualificados tecnicamente, mas, muito por isso, mais afeitos a ouvir. Na medida em que o estudante avançava no curso, aparentemente se tornava mais soberbo e menos tolerante à ignorância dos incautos.

O Rodrigo foi um aluno questionador e irreverente. Se durante a aula abordávamos um tema da relação médico/paciente que incluísse alguma emoção, era certo que no final viria um comentário irônico. Não via o Rodrigo desde a formatura. Um dia desses o encontrei na saída do Centro de Transplantes e perguntei se estava trabalhando na Santa Casa. A resposta inicial identificava a figura debochada de sempre: "Não, professor, eles ainda não se deram conta do talento que estão desperdiçando!".

Depois a cara ficou séria: "Professor, preciso lhe contar que quando o ouvia falar com emoção da relação médico/paciente, muitas vezes eu pensei: quando for médico eu não vou ser frouxo como o professor, mas hoje vim procurá-lo porque perdi um paciente querido, e quando contei para a família o que tinha ocorrido, eles me abraçaram e agradeceram comovidos e tive que correr para o carro porque não queria que me vissem chorar. Então me apressei em lhe contar que estou melhorando!".

Não sei o que me deixou mais feliz: se o Rodrigo se descobrindo médico, ou a pressa em me contar a descoberta.

Inevitável exercício de solidão

Quando o meu mestre morreu, eu mal passara dos trinta e completara a residência havia três anos. A direção do hospital decidiu que eu deveria ocupar esse espaço. Foram muitos meses de intenso estresse, porque me sentia menos treinado do que o necessário para o tamanho da empreitada. Passei a dormir mal e a ter pesadelos recorrentes, com hemorragias, fístulas e necroses. E numa quarta-feira decidi ir a Vacaria e contar ao meu pai do meu sofrimento.

Ele ficou surpreso com minha visita no meio da semana, quando lhe confessei da fase angustiante que estava vivendo pelo peso da responsabilidade e me sentindo menos qualificado para participar de um grupo já reconhecido nacionalmente.

Meu pai fez um longo silêncio e, em seguida, duas perguntas:

"Existe um lugar melhor para se fazer a cirurgia torácica do que o pavilhão Pereira Filho?" "Não, não existe."

"E se você arrepiar eles colocam um outro em seu lugar?" "Sim, com toda certeza."

Novamente um longo silêncio e depois um inesperado pedido à minha mãe:

"Zely, prepare a janta mais cedo porque o nosso doutor vai ter que voltar para Porto Alegre hoje à noite, porque ele não pode gastar mais um dia útil choramingando."

O efeito daquela conversa foi inimaginável. Vendo retrospectivamente, era tudo que eu precisava ouvir: todos os momentos realmente importantes das nossas vidas são inevitáveis exercícios de solidão. Eu estava numa encruzilhada importante da minha e não havia quem pudesse mover uma palha por mim. Mas que bom ter um pai para acender a luz desse entendimento.

O ciúme nunca vai embora

O Eugênio chegou aos 91 anos com boa saúde. Trabalhou muito, sempre teve pouca paciência com as coisas que encantavam os delicados, enriqueceu além da conta e cuidou que nada faltasse à sua Eleonora, dois anos mais moça, com ossos frágeis e memória recente cada vez mais fugidia.

Quando a idade foi reduzindo a autonomia da dupla, os filhos intervieram para colocar alguém a cuidar de ambos. A primeira candidata era uma avó de 72 anos, enfermeira aposentada e com uma longa trajetória em cuidados paliativos.

A impressão que tive, no primeiro contato, foi que estávamos diante de uma peça rara de delicadeza, organização e extremo profissionalismo, adquiridos em décadas de enfermagem em hospital qualificado. O melhor, e também o menos provável, é que o casal desenvolveu uma relação afetiva simétrica em relação a Felícia, esse era o nome dela.

Um mês depois, reencontrei o casal sozinho. Quando quis saber o que tinha acontecido, ela resumiu: "Uma noite dessas, ele chamou a velhota para que ela visse a lua cheia!".

Tentei argumentar: "Desculpe, minha amiga, não consigo ver mal nenhum nessa gentileza dele!". E ela encerrou o assunto: "Acontece que, em 66 anos de casados, ele nunca me convidou para ver a lua!".

"Ah, bom, se foi assim, não há o que discutir!" Ciúme que se preza não faz concessões.

A solidão explícita

Na suntuosa sala de estar de um moderníssimo lar de idosos, a enorme TV era mantida sem som, porque ninguém prestava atenção nela. Num canto da sala, tão invisível quanto a TV, com a mão enrugada apoiando o queixo e a solidão, estava o Edmundo, um velhinho corcunda, abandonado pela família, que o colocara no asilo no dia seguinte à festa dos 88 anos. Tinha uma cabeça boa demais para reclamar e esqueleto de menos para ser útil.

Um dia, amargurado, se queixou com a psicóloga que ele era o único que não recebia visitas, e estava cansado dos pacotes de presentes que lhe mandavam toda semana, para compensar os abraços que lhe faltavam. Quando a doutora, querendo animá-lo, disse: "Pois eu acho que o senhor devia agradecer a Deus por ser o único da clínica que não tem Alzheimer. Os outros nem sabem que recebem visitas!". Ele resumiu: "Pois preferia ser como eles, porque não recebo ninguém, e eu sei!".

As pequenas coisas

UM DIA DESSES, na reunião da Liga de Transplantes da Santa Casa, os estudantes recrutaram para depor a Liége, uma jovem transplantada de pulmão há doze anos, que relatou sua via-crúcis desde o diagnóstico de fibrose pulmonar, descoberta por um pneumotórax, numa fase em que a doença não lhe causava nenhuma limitação, passando pela necessidade de transferir sua atividade de personal trainer para o térreo da academia, quando as escadas ficaram intoleráveis, a formatura em educação física em cadeira de rodas, até a fase mais crítica depois de quatro anos, quando o banho passou a ser uma tortura. Descreveu a impossibilidade de curvar o corpo e o quanto isso trazia a sensação aguda de sufocação. Nesse estágio, se banhava de dois em dois dias, e em pé ensaboava apenas até onde as mãos alcançavam. Para o resto do corpo, deixava a água escorrer.

Mas quando o relato começou a ter solavancos de comoção, nada impressionou mais do que a descrição do que foi seu primeiro banho ainda no hospital. "Fiquei tão emocionada de poder lavar as minhas pernas, que não resisti e chorei sozinha no chuveiro. Depois, quando saí, contei aos meus pais e choramos juntos!".

O sofrimento crônico faz isso mesmo: quando as grandes coisas se tornam inalcançáveis, aprendemos a alegria das pequenas. E não se discute tamanho, quando aquilo é tudo o que temos.

O direito de ser só

UNS TEMPOS DEPOIS que a mãe morreu, os quatro filhos organizaram uma força-tarefa para que o pai fosse viver com eles, em revezamento, porque não fazia nenhum sentido ele sozinho naquela casa enorme. Os argumentos eram razoáveis, ele estaria sempre aos cuidados de um dos filhos, que, apesar de aparecerem pouco, estavam sempre pensando nele. Sei. Além disso, na idade dele, era sempre bom ter alguém por perto, para essas emergências que, Deus nos livre, não escolhem hora. O velhinho tentou argumentar que morava a menos de uma quadra da emergência de um grande hospital e foi fuzilado pela pergunta da nora autoritária: "Então o senhor prefere ser atendido por estranhos? Francamente!".

De nada serviu a afirmação de que preferia não incomodá-los, porque eles tinham as suas próprias rotinas, e ele mesmo estava acostumado com horários de sono que não combinavam com os deles. Mentiu dizendo que se deitava às oito da noite e acordava às cinco da manhã, com ideia de alarmá-los, mas todos tinham casas com quartos de hóspedes, o que lhe asseguraria uma independência de Robinson Crusoé. "Então, chega de discussão e trate de arrumar as malas." Com as desculpas escasseando, apelou para a música clássica, que sempre fora a paixão dele e da mulher e que agora, com a surdez da idade, se obrigava a ouvir num tom que incomodaria a todos, especialmente aos mais jovens. Também não funcionou.

Então, exauridos os pretextos, e em pânico pela possibilidade de abandonar aquela casa que, teria vergonha de confessar, amava mais do que a alguns dos seus parentes queridos, abriu os braços na imensa biblioteca e declarou solenemente: "Só saio da minha casa se puder levar todos os meus livros!".

Houve uma troca de olhares intrigados, e começou a debandada, liderada pelas noras. "Impossível dialogar com um velho desses! Que coisa triste, a caduquice!"

Depois que o último carro dobrou a esquina, ele fechou as cortinas e, aliviado, passou o ferrolho na porta. Serviu um cálice de Amarula, se recostou na poltrona de couro e aumentou o volume para que Puccini enchesse a sala.

Muito lhe faltava a Lucila, mas, com os olhos fechados, "Nessun dorma" era uma companhia prodigiosa.

Os enlevados

NAS EXTREMIDADES DO CORREDOR do primeiro andar do antigo pavilhão Pereira Filho, ficavam as enfermarias dos indigentes, naquela época em que eles existiam.

O Aristides era um velho peão de estância que conversava aos solavancos, com longas pausas entre frases curtas. Seu jeito de descrever as coisas e de interpretar o que tinha sido dito me encantava. Tanto que se tornou meu papo obrigatório do final de tarde, numa fase da vida em que, sei lá, a gente tinha menos pressa. Um dia, o surpreendi pensativo, e não houve o festejo habitual quando puxei o banquinho para conversar. Depois de um suspiro, do nada, ele anunciou: "Sem ninguém para um mimo, eu não me acho!". E então confessou que desde que a patroa morrera sentia um vazio feito fome no lugar do coração. Dias depois, um pouco acabrunhado, me confidenciou que andava meio encantado com uma vizinha de coque grisalho, lá do fundo do corredor.

O anúncio da paixão extemporânea tinha um objetivo: já que nos tornáramos amigos, ele queria saber se eu achava muito ridículo que ele estivesse, assim, sabe como é, meio que apaixonado.

Quando lhe disse que não, que isso era sinal do quanto tinha de vida por viver, ele misturou riso e choro e me abraçou.

Compreensão e cumplicidade, como se sabe, produzem amizades instantâneas.

A pergunta seguinte foi sobre a saúde da amada. Até preferia que ela tivesse um fôlego meio curto, para que ele não se sentisse tão diminuído.

A Amália também era viúva e, ao ouvi-la contar da saudade que sentia do seu velho, falecido no último inverno, senti que a minha missão de cupido não tinha a menor chance de prosperar e me condoí da má sorte do Aristides, mas não me animei a desestimulá-lo. Um dia comentei com a Amália que, sem saber, ela estava ajudando o Aristides lá do extremo do corredor, já que, ao vê-la, ele trocava a falta de ar da fibrose por longos suspiros de paixão. Ela riu encabulada e comentou: "Velho descarado, brincando com o sentimento das pessoas carentes!".

Não insisti em aproximá-los porque à época não tinha a noção atual de que velhos se apaixonam, sim senhor.

De qualquer modo, com uma fibrose severa que lhe arroxeava os lábios depois do mísero esforço de uma frase qualquer, ele não teria fôlego para uma declaração de amor. E dela, com um câncer terminal de pulmão, não se podia esperar ânimo para consolá-lo. E então cuidei dos dois assim, embalando a fantasia dele e protegendo a carência solitária dela.

Nenhum deles tinha expectativa de vida maior que poucos dias. Achei justo mantê-los alienados de uma realidade que não lhes convinha. Ele, animado com a fantasia de uma paixão juvenil irrealizável. E ela, consumida de saudade. Tanta e sempre, que alguns asseguram que, quando é assim, pode até produzir o milagre reparador da ressurreição. Enlevados de amor, um pelo que fora, e o outro pelo que poderia ter sido, morreram os dois na mesma semana, sem terem trocado uma única palavra.

A solidariedade dos excluídos

A Maria Eduarda foi minha paciente no final dos anos 90, quando foi operada de um tumor raro de pulmão que lhe invadia as costelas, provocando uma dor intensa. Recordava da bravura com que enfrentou o diagnóstico de doença maligna e se submeteu estoicamente ao tratamento sem nenhuma queixa. Vinha ao consultório sempre acompanhada do filho único, um garoto lindo, e do marido, um executivo de sucesso. Era sempre bom conviver com seu pensamento positivo e senso de humor debochado que lhe permitia rir dos outros e, muito, de si mesma. Concluído o seguimento protocolar do câncer, ficamos distantes uns dez anos, com notícias esporádicas por e-mail. Seis meses depois de saber que ela tinha perdido marido e filho num acidente de carro, ela entrou no consultório acompanhada de um menino levemente obeso, de uns cinco ou seis anos de idade.

Antes de qualquer comentário, me contou que estava recomeçando a vida e decidira adotar aquele menino, e gostaria que eu avaliasse sua condição pulmonar porque soubera que, com a deficiência que ele obviamente tinha, o pulmão era o órgão mais frágil. Surpreendido e chocado com o acontecido e o contexto, tentei dar naturalidade à tarefa, mas de algum jeito fracassei, porque ela, com a voz mansa e aqueles olhos enormes e serenos, interrompeu o exame para me contar uma história que considerava inspiradora:

"Um menino entrou numa loja de animais para comprar um cãozinho. Quando o dono lhe mostrou uma ninhada de recém-nascidos, ele se interessou por um filhote menor que arrastava uma perna. O menino disse que queria comprar justamente aquele e o dono tentou dissuadi-lo: 'Esse tem um defeito na articulação da coxa e nunca vai poder te acompanhar, nem correr, nem pular. Se você insistir, eu posso dá-lo de presente, mas não posso cobrar por ele!' E o menino argumentou: 'Eu quero este e quero pagar por ele o mesmo que valem os outros'. Diante da perplexidade do homem, ele levantou a calça para mostrar uma prótese que o sustentava e finalizou: 'Eu também não sou bom de corrida, e este cãozinho vai precisar de alguém que o compreenda!'"

Quando ela partiu arrastando pela mão aquele gordinho sorridente que insistia em olhar para trás, percebi o quanto eles eram mutuamente dependentes e o quanto me faltava da noção de solidariedade.

A arte de se proteger

Muitas vezes a prática desta arte é um exercício de solidão, especialmente àqueles que não têm confidentes confiáveis ou os que confundiram seguidores com amigos de verdade.

O Juliano era um cara do bem, pouco chegado a superlativos na empresa, na ambição e na vida. De origem humilde, envelheceu preocupado que a família pudesse ter dificuldade de sobreviver à sua ausência. Talvez tenha percebido que sua prole era daquele tipo que acha que tudo que puder ser no cartão, e em várias parcelas, é barato.

Tendo descoberto uma bomba-relógio dentro do peito, seguiu fazendo tudo o que pudesse fazer, sem aparentar sofrimento. Quando chegou ao limite, me confidenciou: "Este segredo está me atormentando e acho que podes me ajudar! Quando me descobri doente, senti que ainda teria algum tempo, e proteger minha família da notícia ruim me pareceu adequado. Agora, na reta final, não quero ninguém com pena de mim. Curioso é que à medida que o tempo foi passando, fui perdendo o medo de morrer, e o meu único desejo secreto seria apenas espiar o dia da minha morte. Com um enorme receio de descobrir que minha família possa chorar menos do que chorou pela Ludi, uma poodle fofinha que tivemos. E aí, conto ou não conto? Pensei em dividir contigo esta dúvida, mas agora, só de te contar, me decidi: deixa estar. Como eles não podem me ajudar, não merecem o castigo de sofrer com antecedência. Além disso, eu também ainda não me recuperei da falta que sinto da nossa poodle!".

O substituto

Não conhecia o Armando até que ele anunciou por e-mail que tinha pedido ao seu clínico autorização para marcar uma horinha comigo para debater algumas coisas que o angustiavam na plenitude da sua lucidez, aos 92 anos de uma vida bem vivida. Curioso com a iniciativa, combinei um encontro no hospital, e na hora aprazada lá estava ele, elegantemente vestido, querendo pagar antecipadamente a consulta.

Descreveu suas limitações decorrentes de um AVC com perda da sensibilidade fina, que o impedia de escrever ou digitar e que fazia do barbear uma operação de risco.

E então desfiou um rosário de frases de crônicas em que escrevi sobre dignidade no fim da vida e, finalmente, o pedido inesperado: a medicina, que tinha sido tão pródiga em recursos para fazê-lo chegar a esta idade, tinha agora a obrigação de ajudá-lo a morrer. "O senhor não imagina o quanto me incomoda perceber que sou um fardo para minha família. Se ao menos tivesse ficado caduco, não sofreria tanto!"

Quando perguntei por que escolhera a mim para essas ponderações, ele foi duma simpatia comovedora: "Acho que de tanto concordar com o que o senhor escreve, passei a acreditar que o senhor escrevia pra mim!".

"Acontece, seu Armando, que o velho inútil que descrevi naquelas crônicas não combina em nada com a sua cabeça lúcida e inteligente e, como o senhor não vai morrer antes de morrer, nós só precisamos dar uma utilidade ao seu durar. A propósito, eu tive um avô maravilhoso, que me estimulava muito e me distinguia com um afeto que marcou minha vida. Passados já tantos anos, ainda sinto muito a falta dele. Então, queria lhe perguntar se o senhor se importaria de ser meu avô."

Com um choro bem encaminhado, interrompi: "Mas nem pense em ser um avô decorativo, porque temos muitas coisas para fazer juntos. E a primeira tarefa será um relatório quinzenal com suas ideias, porque eu vou precisar muito delas".

Secando as lágrimas com as costas da mão trêmula, ele se antecipou: "Então, vou ter que conseguir alguém que digite pra mim!".

Quando já bem chorados, nos despedimos, e ele reconheceu a transformação: "Obrigado, doutor, mas que vergonha! Vim aqui só para me queixar da vida e nem tinha percebido que ela ainda me queria!".

A falta que fazem as coisas mais simples

Quando abri a porta que dá acesso ao ambulatório dos pacientes mais humildes e chamei a dona Rosaura, ela só respondeu ao segundo chamado, e começou a se deslocar com aquela lerdeza típica de quem está iniciando a única tarefa do dia. Quando lhe dei a mão para cumprimentá-la, me encantei com a maciez de sua mão pequena e delicada, e então, metade porque me apaixonei pela mão, metade porque queria que ela chegasse mais rápido na minha sala, continuamos de mãos dadas. Ao perguntar-lhe o que podia fazer para ajudá-la, ela respondeu: "Ah doutor, primeiro eu queria que o senhor não ficasse bravo comigo, porque eu não tenho doença nenhuma, eu só gosto das coisas que o senhor escreve no jornal e queria dar uma conversada. E já vou lhe avisando que lá fora tem duas mulheres muito mais moças do que eu e que também não têm doença nenhuma". Depois de uma consulta inesquecível, ela fez um pedido curioso: "Será que o senhor podia permitir que eu saísse pela porta que entrei?".

Quando quis saber por que, ela justificou: "Eu gostaria de contar para aquelas duas invejosas que desde que o Antenor morreu, há quatorze anos, eu nunca mais tinha andado de mãos dadas com ninguém".

Uma dessas coisas simples, mas tão poderosas, que me emprestou a sensação de que ali, naquele encontro generoso, havia muito mais do que duas mãos se tocando. Havia solidão e saudade, de doer. E ela encheu os olhos para confessar: "Tomara que o Antenor, onde esteja, tenha ideia da falta que me faz!".

O toque de alguém

Vamos chamá-la de Emília, acho que ela não ia se importar. Como todos os moribundos, ela sabia que ia morrer. A magreza extrema e a serenidade do olhar já passavam essa mensagem, dispensando as palavras. Miúda, olhos de um azul desbotado pelo uso, e cabelos brancos contidos por uma touquinha de crochê.

Entregou-me um calhamaço de exames, depois se recostou na poltrona, dando um tempo para que eu revisasse as imagens e laudos. Pela total ausência de inquietude na espera, percebi logo que ela não tinha vindo em busca de nenhuma novidade.

E então quebrei o silêncio com: "Para que eu possa, de alguma maneira, ajudá-la eu preciso saber mais da Emília. A senhora pode me dar essa chance?".

Pela primeira vez ela sorriu, um sorriso doce e cansado.

"Obrigada, doutor. Começamos bem, porque o senhor é o primeiro que quer saber da Emília. Pois lhe conto que eu própria estou cansada dela, mas como descobri que fico pior quando me queixo, se o senhor não se importar, prefiro contar de como eu era! Porque enquanto meu velho viveu, eu fui rainha. Mas depois que ele morreu fiquei sem ninguém com quem eu gostasse de conversar. Para piorar, meu único filho foi transferido para o Maranhão. Ele liga muitas vezes e fico no maior apuro quando quer que eu mostre a cara no celular, e não quero que ele veja o quanto emagreci!

"Aí decidi vir consultar consigo, porque sei que tem grande vivência com pacientes com câncer, para que o senhor me diga quanto tempo acha que eu tenho a partir deste ponto, pois decidi não antecipar muito a vinda do meu filho, para não atrapalhar a vida dele, mas tenho horror da ideia de morrer sozinha!"

Um grande papo jovem, aos 86 anos. Falamos de tudo, dos ipês floridos, que ainda se viam pela minha janela, de música, de livros (também apaixonada por Júlio Cortázar e Mario Benedetti), de cinema e da vida. Enquanto ela falava gesticulando com mãos de veias expostas e ossos salientes, fiquei pensando na sorte que teve o marido, que, ao perceber que ia perder essa companhia, tratou de morrer antes dela. Quando a consulta se encaminhava para o final, ela pediu para usar o álcool gel. Derramou nas mãos, pediu para colocar também nas minhas, e então o pedido: "Agora que estamos limpinhos, eu posso segurar um pouco a sua mão?".

Quem pensa que câncer é a pior doença, não tem ideia do que seja a solidão na velhice.

A grandeza dos pequenos gestos

Estamos condicionados a eleger nossos heróis pelo tamanho de suas proezas, essas que os tornam inalcançáveis aos nossos olhos modestos. Mas às vezes as maiores virtudes se revelam nas pequenas iniciativas.

Rodrigo Díaz de Vivar, chamado El Cid, foi um nobre guerreiro castelhano que viveu no século XI, época em que a Espanha estava dividida entre reinos rivais de cristãos e mouros. Das muitas histórias que o transformaram em lenda, a mais conhecida é de ter sido, por ordem de sua mulher, colocado amarrado no dorso de seu corcel, depois de morto, para capitanear seu exército, que desbaratou uma legião de invasores muçulmanos, que fugiram apavorados porque estavam convencidos que o haviam assassinado na penúltima batalha. Entretanto, uma história quase desconhecida marcou para mim o caráter desse herói de tantas guerras: depois de um desentendimento grave com o seu rei, foi enviado ao desterro e, quando deixava a Espanha, encontrou no caminho das montanhas um mendigo leproso e cego que, ao ouvir alguém se aproximando, gemeu: "Água, por favor, água!". Nosso herói apeou e lhe deu o seu cantil para que bebesse. Saciada a sede, o pobre homem lhe devolveu o cantil, dizendo: "Obrigado, El Cid". E ele perguntou: "Como sabes quem sou, se pareces ser cego?" e o mendigo respondeu: "Porque só há um homem em toda a Espanha capaz de afrontar um rei e dar de beber a um mendigo do seu próprio cantil!".

 Estou convencido que, mais do que as façanhas, o que distingue esses homens especiais está na grandeza dos pequenos gestos, esses que até seríamos capazes de reproduzir, mas, sempre distraídos, nem percebemos a oportunidade passando.

A dignidade restaurada

A dra. Talita Franco é uma brilhante cirurgiã plástica e pessoa de doçura incomum. Operou no ambulatório do hospital universitário uma lesão de pálpebra do seu Carlos, um velhinho cego, guiado sempre por sua esposa, e ficou impressionada com a humildade do casal, com aquela resignação silenciosa dos pacientes do SUS.

Combinou a volta em quatro dias para a retirada dos pontos. No dia marcado, com uma fila enorme de pacientes, por uma falha do sistema, ela não foi avisada que seu Carlos retornara. Só quando chegava em casa, do outro lado da cidade, lembrou dele. Consumida de culpa, pensou naquele homem modesto, mais uma vez humilhado, no dinheiro da passagem, no cansaço de ter acordado cedo, na fome àquela hora tardia. Ligou para o hospital e a enfermeira confirmou que, depois que todos já tinham saído, notara aquele casal de velhinhos no salão vazio. Tinham esperado por horas, mas como ninguém lhes chamara, não tiveram coragem de perguntar. Não podendo mais ser atendidos, foram embora.

A doutora passou o resto do dia em diligências para conseguir o endereço do seu Carlos. Telefone não havia. As referências eram precárias. Tratava-se de um morro sem ruas assinaladas. Conseguiu uma espécie de Centro Comunitário, e para lá mandou um telegrama com um texto enorme, em que se desculpava e pedia que voltasse no próximo dia de ambulatório e, assim que chegasse, mandasse lhe chamar.

No dia aprazado, ela chegou cedo e, pouco depois, ouviu uma voz forte, dizendo: "A dra. Talita está esperando por mim!". Quem adentrou na sua sala era um homem transformado. O seu Carlos parecia ter crescido alguns centímetros. Aprumado, bem-vestido e sorridente. Os olhos sem brilho se enrugavam no sorriso. A mulher, de braço dado, aquela que o guiava em sua cegueira, agora parecia guiada por ele.

Repetida a explicação e renovado o pedido de desculpas, os dois disseram que acabara sendo muito bom, porque o telegrama no morro fora um sucesso. Ninguém jamais havia recebido algum, e o casal passou a merecer maior respeito e atenção dos vizinhos. A dignidade tinha sido resgatada por um gesto simples, mas que se opusera à humilhante sensação de insignificância.

A ordem natural das coisas

O PRIMEIRO ENCONTRO com a morte, que é chocante em qualquer idade, na infância nunca é completamente entendido, o que justifica que horas depois do enterro as crianças voltem às brincadeiras usuais. E não há nada de errado nisso. O luto é mesmo elaborado com os sentimentos que temos, sem dissimulações, e permite até decoração com recursos cênicos, ou com cantorias em diferentes civilizações ou, ainda, num modismo mais recente em nossa cultura ocidental, com uma calorosa salva de palmas.

Uma tarde, meu passeio no gramado de um enorme parque municipal em Nassau, nas Bahamas, foi interrompido pela chegada de um cortejo fúnebre. Enquanto o féretro avançava numa charrete puxada por um único cavalo, a multidão formava uma concha, todos de mãos dadas, entoando blues, com aquela voz linda que só os negros têm. O tom mais agudo da cantoria anunciou a proximidade do sepulcro, e então a concha se fechou formando um círculo. Todos seguiam cantando e chorando. Queria ter cantado, mas só chorei, por pura solidariedade, sem nem saber quem estava no centro daquele choro.

Quando minha mãe adoeceu de morte, resolvemos para afastar as queixas de cansaço e dor, explorar a sua paixão musical. Então, selecionamos as músicas que ela mais gostava, dando ênfase ao bandolim, instrumento que ela tocara na juventude. Por isso "Naquela mesa", uma homenagem do seu filho a Jacob do Bandolim, com a Zélia Duncan, fazia parte obrigatória do nosso roteiro musical. A primeira metade desse arranjo, que dura quatro minutos e dezesseis segundos, é apenas instrumental, e ela me confessou que bastava fechar os olhos para ser transportada para uma época em que a morte estava fora de cogitação. A sua música preferida, "A noite do meu bem", de Dolores Duran, que tinha que ser cantada pela Ângela Maria, encerrou com emoção a cerimônia de despedida em seu velório. Essa música ficou latejando em mim e guardei-a como uma reserva técnica para o tempo que durar a necessidade de chorar, de vez em quando.

Não escolha o dia, abrace

Na história da civilização, o ciclo vital nos coloca como o ser vivo que mais demora a adquirir autonomia. Depois ficamos autossuficientes e, na medida que estamos agraciados com uma expectativa de vida que as gerações anteriores desconheciam, temos convivido com a obrigação de assumir a mudança de comando e cuidar de quem nos cuidou.

Com a idade avançando e a descoberta chocante das limitações da velhice, é inevitável que chegue o momento que Carpinejar definiu com sua habitual genialidade: o filho se torna pai do próprio pai. A partir desse ponto, a relação do filho com o seu velho passa a ser a imagem invertida no espelho do que foi o convívio até então, e se percebe, com clareza absoluta, que o afeto na família é um sentimento regido pela lei implacável da reciprocidade. Tudo porque, não havendo como se encantar com o que está, temos que cultuar a memória do que foi. E essa relação com o retrovisor do nosso afeto é que estabelecerá os termos do convívio até o fim do futuro.

Tão variado é o carinho nas relações com os filhos, e tão surpreendentes as lembranças arquivadas com amor e saudade, ou com ressentimento e mágoa, que não há nada mais imprevisível, para o médico que passou a fazer parte do cotidiano daquela família, do que a reação diante da notícia boa que manda soltar o riso, ou do anúncio de sofrimento e perda, que devia apertar o peito e doer a garganta.

Os lúcidos até o final ainda têm uma última chance de batalhar pelo resgate do amor omitido ou do perdão negligenciado, mas os que perderam contato com a realidade se tornam joguetes do afeto dos filhos. Os que adoram seus velhos, porque foram muito amados, cuidarão com desvelo dos seus queridos porque precisam retribuir o que receberam e têm a pressa de quem sabe que não há tempo a perder, porque o amanhã perdeu a garantia. Entre esses, está o Carlos Edu Bernardes, que postou uma mensagem comovente: "Meu pai tem Alzheimer e todo dia me pergunta: que dia é hoje? Eu digo sempre que é o Dia dos Pais, e lhe tasco mais um abraço!".

Há um tempo de chorar

Numa manhã marcada pelo sofrimento, saí da terapia intensiva depois de constatar a morte encefálica de um menino de dez anos que fora trazido ao hospital em coma, depois de ter caído de uma construção. Em 36 horas, ele fora operado três vezes para tratar da ruptura de traqueia e brônquios e lesão do baço. Tinham sido onze dias de angústia acompanhando o sofrimento da família e o desespero incontido da mãe, incansável em acalentar aquela carinha linda com imensos cílios virados, cuja lembrança povoou muitas das minhas madrugadas depois que tudo terminou.

Massacrado pela sensação de perda, recebi da minha secretária a informação de que nove pessoas me aguardavam no consultório. Consciente do que não tinha condições de atender ninguém, tive um impulso e pedi que todos passassem à minha sala, e então, diante da surpresa deles, chocados com a perspectiva de uma consulta coletiva, contei o que tinha acontecido. Perguntei se alguém necessitava de uma consulta urgente, e eu trataria de encaminhá-lo a algum colega. Se não, gostaria muito que voltassem todos, no dia seguinte. Quando confessei que não tinha condições de atendê-los porque precisava sair urgentemente do hospital para chorar, houve uma comoção naquela sala. Nove desconhecidos se abraçaram, se deram as mãos, movidos por um misto de consternação e solidariedade. No dia seguinte, quando retornaram, havia entre eles a clara preocupação de checar se algum insensível pudesse ter fraudado a reação solidária do grupo. Mas não, todos compareceram e, mais do que isso, durante anos que se seguiram, vários daqueles nove pacientes fizeram consultas desnecessárias comigo para relembrar aquele episódio que tinha marcado tanto a vida deles quanto a minha.

Passados trinta anos, ainda me impressiona reconhecer que aquela comoção nascera de uma simples confissão de que o médico, como qualquer ser humano, muitas vezes se depara com situações em que não há nada para fazer, além de se recolher para chorar.

Das prioridades

UMA CANOA ABANDONADA na areia da Praia do Cassino era uma espécie de refúgio para uma menina de uns dez anos, malvestida, suja, mas muito bonita, com os cabelos presos no alto da cabeça num coque improvisado que lhe dava um ar de nobreza paradoxal. O corpo esquálido da pobreza percorreu de pés descalços uma longa extensão da praia em busca de alguma esmola ou algo que lhe espantasse a fome. Enquanto fantasiava o dia em que a comida oferecesse múltipla escolha, seguia sua sina de pedinte. A maioria dos abordados nem lhe percebeu a beleza, por não ter interesse em contemplar o perfil sempre desconfortável da miséria. Diante de mais uma negativa na última barraca da praia, começou o desanimado caminho da volta. Antes, contemplou o mar imenso, um referencial digno do tamanho do seu abandono. Sentiu vontade de chorar.

Então, foi sacudida por um vozerio excitado que vinha da outra extremidade da praia. Correu para ver do que se tratava e, quando se aproximou, percebeu que o grande círculo humano rodeava um pinguim solitário que aportara por ali sem convite nem ingresso antecipado. A notícia se disseminou como um rastilho generoso e, dando provas do quanto podemos quando queremos, em pouco tempo acorreram a Vigilância Ambiental, os Bombeiros, a Brigada Militar, vários biólogos da universidade e o escambau.

Em quinze minutos começaram os boletins das rádios, TVs e jornais, com detalhados relatos do extraordinário evento, e juram que houve até quem lamentasse a falta do depoimento do homenageado. Recolhida no seu cantinho à margem do mundo, e resignada na sua falta de atrativos, a menina pobre assistiu, à distância, a festa que lhe roubara o pinguim. Nos seus olhinhos fundos de fome e opacos de desesperança, havia agora uma pontinha de inveja.

Para nunca esquecer

A NOSSA REAÇÃO À TRAGÉDIA se submete a uma variável poderosa: a distância. A microfatalidade de um familiar parecerá sempre mais importante e comovedora do que a megadesgraça ocorrida do outro lado do mundo.

Como a nossa sensibilidade pode estar entorpecida, mas não eliminada pela geografia, ao nos aproximarmos do local da iniquidade somos assaltados pela emoção das testemunhas, que estavam lá, de alma escancarada. É assim quando os turistas visitam Auschwitz, na Polônia, e encaram as marcas das unhas dos prisioneiros nas paredes de cimento das câmaras de gás, ou excursionam pelo Memorial do 11 de Setembro, em Nova York.

Descobri que nada mexe mais com a emoção dos turistas que percorrem o Memorial do 11 de Setembro do que as fotos das quase 3 mil pessoas, oriundas de 77 países, com idades entre 2,5 e 85 anos, mortas naquele dia fatídico, e os depoimentos de dezenas de testemunhas oculares, cujos fragmentos de desespero estão gravados nas paredes. Alguns desses relatos liquidaram meu dia e estão lá disponíveis para liquidar com o seu:

"Estamos nos deslocando muito devagar, não vai dar tempo, nós estamos caminhando para a morte." (Uma agente de segurança ajudando pessoas na descida da escada do 77º andar)

"Eu tentava animar meus companheiros, dizendo: 'Aguentem firme que nós vamos resgatá-los. Mas eu sabia que não havia mais nada que eu pudesse fazer por eles.'" (Chefe dos bombeiros)

"Naquele dia, descendo as escadas o mais rápido que conseguíamos, descobri que o medo tem cara: ele estava estampado na face dos bombeiros jovens que subiam os degraus carregando equipamento pesados, no esforço desesperado para resgatar pessoas que já estavam condenadas. Como eles." (Uma sobrevivente)

"Eu trabalhava na portaria da Torre Norte. Quando a Torre Sul desmoronou, nós soubemos que a nossa também ia cair porque o rangido era igual. E então começamos a correr tentando escapar da nuvem que baixava. Sou uma mulher grande e forte e puxei pelo casaco xadrez uma menina que só chorava e não saía do lugar. Corri muito puxando aquele casaco, quando a nuvem nos alcançou. Acordei numa ambulância cheia de cortes na cabeça e nas costas. Ainda segurava o casaco xadrez, mas ninguém sabia da menina." (Uma sobrevivente)

O suicídio

A TENTATIVA DE SUICÍDIO é, na maioria das vezes, um pedido extremo de socorro e todas as ameaças devem ser valorizadas, visto que quase sempre se percebe tardiamente que, em algum momento, houve uma sinalização ignorada.

Todos nós, em algum momento, naqueles dias em que nada dá certo, já nos sentimos desesperados. Mas sobrevivemos. O grande dilema é o limite entre a superação do desespero e o recomeço, ou a submissão ao que circunstancialmente pareceu sem retorno e o suicídio.

Essas histórias trágicas são sempre desconcertantes, seja pelo inesperado, seja pelo planejamento metódico e calculista.

Ninguém preveria o desfecho quando, no meio da tarde, ela transpôs a portaria do Centro Transplantes e foi flagrada pelas câmeras falando ao celular. Entrou no banheiro, encostou a porta e, algum tempo depois, se deu um tiro na cabeça com um revólver 22, e ninguém ouviu o disparo. Quando foi forçada a porta, porque se percebeu que estava bloqueada por um corpo inerte, ela estava morta. Ao lado do revólver, um bilhete perturbador: "Sou doadora de órgãos".

Concluídos os trâmites legais, o corpo foi removido para o IML, onde seriam vasculhadas apenas as evidências materiais da tragédia, porque o desespero estava explícito no gesto tresloucado. E um último e comovente rastro de bondade ficara lá no chão, rabiscado naquele bilhete.

Retaguarda de afeto

ALEX ERA MAIS UM dos muitos filhos indesejados deste mundo. Talvez por pressa de se verem livres do incômodo, ele desembarcou neste mundinho no final do quinto mês de gestação e, para não deixar dúvidas do mal-amado que era, foi abandonado na rua. Ter sido colocado na tampa de um contêiner de lixo foi o tênue sinal de preocupação para que fosse visto logo e, se algum anjo estivesse atento, ainda com vida. Foi levado a um hospital público, onde fez uma parada cardíaca logo na entrada. Reanimado, aquecido e alimentado, permaneceu entre a vida e a morte durante várias semanas. Com o passar dos meses, ficou evidente que as adversidades tinham deixado como sequela um retardo do desenvolvimento motor e cognitivo. A busca pela mãe resultou inútil e, depois de um ano de internação, teve alta para uma casa de passagem, onde eram encaminhadas as primeiras tentativas de adoção, antes de as crianças serem levadas para os orfanatos.

A Iolanda, empregada doméstica e mãe solteira de dois filhos pequenos, era voluntária nessa casa e várias vezes preparou o Alex junto a outros coleguinhas de abandono para a inspeção de casais ansiosos por escolher os seus filhos adotivos.

Tantas vezes o ritual se repetiu, e outras tantas ele foi rejeitado, que, depois de alguns meses, todos tinham entendido que o Alex nunca seria selecionado, apesar da carinha sorridente e dos bracinhos sempre estendidos em direção a qualquer estranho que significasse uma remota possibilidade de um colo.

    A comemoração do terceiro aniversário do Alex foi um dia inesquecivelmente triste para todos, menos para ele, que estava animadíssimo com a agitação da festa porque ignorava que, atingida essa idade sem adoção à vista, ele devia ser levado no dia seguinte para o lar dos órfãos. Os dois anos de convívio e a afeição que o grupo desenvolvera pelo Alex explicavam as lágrimas disfarçadas de emoção que rodeavam a mesa dos doces e escaparam do controle quando várias voluntárias acorreram para ajudar o sopro fraco do Alex, insuficiente para apagar as três velinhas. Logo depois, ele começou a circular pelo salão, de colo em colo, sem saber que cada abraço era uma despedida.

    E, então, ele finalmente chegou aos braços da Iolanda. Ela, a única que não derramara uma lágrima, e ele, batendo palmas, sem nenhum cuidado em dissimular a predileção. Depois de uma sessão de beijos naquela bochecha que o riso desnivelava um pouco pela paralisia facial, a Iolanda solenemente anunciou: "Meninas, arrumem a sacola com as roupas do Alex, porque ele vai pra casa comigo. Ele nasceu na miséria, vai se habituar a dividir a pobreza com a gente!".

Respeito ao ritual

Os médicos da modernidade, encantados com a riqueza de informações asseguradas pelas técnicas contemporâneas de imagem, foram progressivamente abandonando o exame físico, convencidos de que não há nada que inspeção, palpação, percussão e ausculta possam detectar que a tomografia de última geração já não tenha informado, e com superioridade. Além dessa convicção ser mais pretensiosa do que verdadeira, ignora-se que o exame físico, reconhecido como um ritual, representa uma das maiores oportunidades de aproximação, tanto material quanto afetiva, entre duas pessoas reunidas pela aleatoriedade de uma doença que, vitimando uma, encaminhou-a ao socorro da outra.

Abraham Verghese, um professor na Universidade de Stanford, relata uma experiência comovente, atendendo vítimas terminais da AIDS. Durante uma manhã, percorrendo a grande enfermaria de doenças infecciosas, examinou um paciente, semicomatoso, que deveria morrer naquele dia. Tendo verificado o quanto a pressão estava baixa e o pulso quase impalpável, encerrou o exame e se preparava para sair, quando percebeu que o moribundo despertara e, num movimento meio desordenado de mãos trêmulas, tratava de abrir os botões do pijama e lhe oferecia o peito magérrimo para que ele auscultasse. Como a dizer que não importava que aquela fosse a última vez: o ritual que os aproximara durante tantas semanas tinha que ser cumprido. E naquele momento serviria ao menos para anunciar que ambos, médico e paciente, estavam, ainda que temporariamente, equiparados na maravilha de continuarem vivos. Só isso já garantiria ao ritual ares de comemoração. Não o cumprir, seria uma desnecessária antecipação da morte, que só viria quando tivesse que vir. Antes, não.

Quando se invertem os papéis

Ele foi admitido no setor de medicina interna com sinais de infecção não controlada, com febre persistente e dor abdominal. Se um quadro infeccioso sempre assusta pela imprevisibilidade, quando essa situação é transferida para um paciente imunodeprimido o risco cresce exponencialmente. Pois esse cenário envolve o Evandro, um homem de cinquenta e poucos anos, transplantado de rim aos 29. Com um quadro de septicemia, foi admitido em falência respiratória.

Apesar dos antibióticos, e do uso de doses crescentes de oxigênio por meio de máscaras de alto fluxo, o Evandro passou a exibir sinais de fadiga ventilatória, decorrente do esforço progressivo de manter-se respirando. Quando chegou ao limite, com queda temerária da oxigenação, a intubação tornou-se obrigatória. Ele, que até então se mantinha submisso às recomendações do intensivista, quis conversar com o médico responsável pelo transplante e pelos vários anos de cuidados subsequentes.

No cuidado de pacientes crônicos, e nesse quesito o transplantado é um modelo extremado, a relação afetiva costuma ser muito densa, com confiança ilimitada.

Com esta motivação, o médico acelerou o passo para socorrer um dos seus queridos. Ao entrar na UTI, encontrou o amigo que, apesar de arfante e sudorético, conseguiu sorrir ao estender-lhe a mão arroxeada.

Então inicia-se um diálogo que mistura em doses generosas confiança, angústia, desespero por continuar vivendo e medo de não conseguir:

"Meu querido doutor, tu achas que esta máquina vai me ajudar?"

O medo de que já fosse tarde demais se diluiu na afirmação vigorosa:

"Claro que sim. Tu vais poder descansar, e com a oxigenação garantida teremos o tempo de ver os antibióticos funcionarem." E então, com tudo explicado e coerente, veio a pergunta inesperada: "Doutor, e eu vou morrer?".

Quem já viveu esta situação sabe o quanto custa manter a esperança, quando o som das palavras já não soa verdadeiro e o único impulso é abraçar. E foi isso que o Ivan Antonello, um modelo de médico humanista, fez. Mas ao sentir o corpo do amigo soluçando no abraço de náufrago, não conseguiu segurar o seu próprio choro. E então, como só pode ocorrer em relações humanas de intensidades proporcionais, inverteram-se os papéis. E o paciente assumiu o comando:

"Não chore, meu doutor. Lá atrás, quando falaram que meu rim não tinha jeito, sim, eu estava morrendo de medo. Afinal, eu só tinha 29 anos e dois filhos pequenos. Agora, vivido este tempo que o seu transplante me presenteou, meus filhos tornaram-se adultos autônomos, e um deles até me deu um netinho, o maior presente da minha vida. Então não chore, doutor, nós somos uma dupla de sucesso!"

Quando a intensidade afetiva rompe a barreira de uma pretensa hierarquia, não mais surpreende que o paciente amoroso possa, no limite da gratidão, ser médico do seu médico.

O encanto de cada lugar

A Santa Casa, que frequento desde o tempo da faculdade de maneira regular, ainda como estudante desde 68, sempre me atraiu e despertou sentimentos bons naqueles que se acercaram. Felizmente nunca ninguém me pediu que justificasse a paixão. Eu não saberia explicar. Diria, no máximo, que lá eu me sinto bem.

E quando a conheci, com goteiras seguras e assoalhos incertos, era ainda mais difícil entender a razão. Mas eu soube que a Santa Casa era sedutora muito antes de ser bonita.

Estávamos no final de 78, no auge da pobreza institucional, e eu terrificado com a responsabilidade de, aos 32 anos, chefiar o departamento de cirurgia de um serviço que já tinha um grupo de clínicos renomados.

No meio de uma tarde atendi no consultório um grande empresário chileno, de passagem por Porto Alegre, que apresentara um sangramento pulmonar assustador. Desesperado, ligou para casa e soube pelo médico da família que devia procurar por mim no pavilhão Pereira Filho, e naquela mesma noite ele foi operado de urgência após várias transfusões de sangue.

Cinco dias depois, pronto para ir embora, me chamou para uma confissão. "No dia que me internei, assustado e com medo de morrer, me perguntei: por que um grupo tão reconhecido na América do Sul trabalha num hospital tão pobre? Agora, depois desses poucos dias, não sinto mais vontade de perguntar nada, porque já sei a resposta: aqui tem uma coisa boa e eu já gosto muito deste lugar! E queria muito lhe pedir que fizesse o possível para não permitir que ele mude!".

No final do ano, quando nos reunimos para o seminário anual do reconhecimento, que tradicionalmente premia as pessoas dos diferentes setores que se destacaram no cumprimento das metas estabelecidas, contei esta história.

O sentimento que tomou conta do teatro foi um misto de encanto e de euforia, e tudo o mais que se dissesse só serviria para consolidar o que já sabíamos: o laço mais forte que nos une é a determinação de cumprir aquele pedido.

Foi um daqueles dias em que, não podendo abraçar a Santa Casa, nos abraçamos, aliviados pela certeza de que ninguém nos interromperia para discutir as razões do encantamento. Confiamos mais nos sentimentos que não precisamos explicar.

Coragem não se transfunde

Sempre me interessei pela coragem, por considerá-la uma virtude tão importante que, se conseguíssemos sustentá-la não o tempo todo, porque bancar o super-herói deve ser muito cansativo, mas ao menos nas encruzilhadas mais relevantes, a vida ficaria mais digna.

Aprendi com meu amado avô que medo nós sentimos todos os dias, e que a única diferença é que os valentes, quando sentem medo, correm para a frente.

Quando o Ivan Antonello, esse renomado nefrologista gaúcho, com voz embargada, começou a contar a história do Rodriguinho, já sabíamos que a emoção estava a caminho.

Esse menino de nove anos, depois de um longo tempo de diálise, recebeu um rim do pai e já saiu do bloco cirúrgico urinando, o que é o sonho de todo o transplantado de rim. Três dias depois, já estava no quarto, para a alegria comovida da família. No fim do quarto dia, o Ivan recebeu o aviso da enfermagem que Rodrigo chorava de dor. O exame físico detectou um abdômen contraído e extremamente doloroso à palpação. Isso, que os médicos chamam de ventre em tábua, é resultante de uma irritação inflamatória intensa, praticamente sempre associada à perfuração de uma víscera e indicativo de cirurgia de urgência. O cirurgião responsável ainda estava no bloco cirúrgico e pediu que o garoto fosse imediatamente levado para lá, onde procederia o exame e a provável intervenção. Sem tempo a perder, o Ivan, esse tipo que sabe que empurrar maca não faz de ninguém menos médico, saiu pelo corredor com a sua carga gemente e naturalmente assustada.

Logo adiante, encontraram os pais, movidos por aquela angústia que nasce da percepção de mãe, que nunca se engana quando sua intuição lhe diz que uma coisa muito errada está acontecendo com a sua cria. E não importa que idade a cria tenha.

Quando a maca parou, o choro contido do pai era abafado pelo pranto desesperado da mãe. E então, o Rodriguinho, como se a sua dor tivesse por encanto sumido, assumiu o comando: "Mãe, não chore, eu vou ficar bem. O doutor Ivan me disse que o que vou fazer é uma coisa simples, e que eu vou voltar bem rapidinho".

Uma úlcera gástrica perfurada contrariou o otimismo forçado do Rodrigo, e depois de uma luta insana, um choque séptico refratário, interrompeu seu sonho de criança. Depois disso, nas muitas vezes em que Ivan conviveu com os pais, o assunto obrigatório era a coragem daquele pingo de gente que, na inocência de seus nove aninhos, fora criativo para inventar uma frase que o Ivan nunca dissera, simplesmente para proteger a mãe de um sofrimento que ele nem imaginava o tamanho que teria.

Meu avô teria gostado de conhecer o Rodriguinho.

Das nossas raízes

Nunca se soube que estímulo levou Oscar Guillamondegui aos Estados Unidos depois de completado o curso de medicina, com brilhantismo, em Buenos Aires. Mas o tamanho da ambição estava expresso na escolha do centro de treinamento: o MD Anderson, no Texas, é um dos maiores centros de oncologia do mundo.

A carreira desenvolvida lá foi de fazer inveja ao americano mais ambicioso. Em poucos anos se tornou chefe do serviço de cirurgia, casou-se, teve quatro filhos americanos, alistou-se no exército, onde chegou à condição de coronel médico, lutou na Guerra do Golfo, foi condecorado e tornou-se um cirurgião respeitado internacionalmente.

Ocasionalmente acusava uma fisgadinha sorrateira de saudade, quando a Argentina era citada de passagem. Um dia, depois de tanto fisgar, desceu em Ezeiza e caminhou pelo centro velho de Buenos Aires, e ali, entre Suipacha e Maipu, reconheceu a antiga sapataria, que visitara tantas vezes na companhia saudosa do avô. Resolveu entrar. O dono, com idade próxima da sua, se identificou como a terceira geração na propriedade. "E *Guillamondegui*, sim, lembro bem desse nome, era uma família muito querida pelo meu avô e meu pai. Gente boa, que sempre mandava fabricar seus sapatos aqui! A propósito, deixe-me ver no depósito, acho que tenho uma coisa que pode lhe interessar."

Pouco depois voltou com uma caixa de papelão com uma tarja: *Oscar Guillamondegui*. Dentro, uma sequência de moldes, onde se lia sete anos, dez anos, quatorze anos, adulto.

Certamente, para o velho sapateiro, não importava quantos caminhos aqueles pés, agora gigantes, tivessem cruzado. As raízes estavam fincadas ali, na velha Buenos Aires, sobre a rua Esmeralda, entre Suipacha e Maipu.

Quando saiu na calçada, só tinha uma certeza: estava na hora de voltar para casa. E não podia ser casualidade aquela agência de viagens, justo ali, do outro lado da rua.

Com quem contar

Há uns quinze anos, a Consuelo foi atropelada e quebrou uma costela. No raio X de tórax do Pronto-Socorro se descobriu um câncer de pulmão com menos de dois centímetros. Lembro a cara preta desconfiada do marido quando expliquei que aquele tinha sido um atropelamento abençoado, porque, graças ao acaso, ela iria se curar daquele tumor. Ela foi operada, curou e ficamos amigos. Nas revisões, eles sempre traziam alguma fruta, retirada da tenda improvisada que ele mantinha na esquina. Como retribuição, muitas vezes nesses anos todos fui solidário, comprando frutas ora azedas, ora vencidas.

Há cerca de um mês, escolhendo umas laranjas, ouvi que as coisas não andavam bem, agora todo mundo preferia as frutas do supermercado, e ele nem conseguia comprar o antibiótico para a preta velha, muito encatarrada. Dei 50 reais para o remédio, o sinal abriu e fui embora. Na semana seguinte, ele se aproximou para agradecer e, com uma oferta original, foi absolutamente comovente: "Doutor, o senhor é um homem bom, e eu não quero passar por mal-agradecido. A minha especialidade é mais pro lado da bandidagem, por isso, se tiver alguém lhe incomodando, é só me avisar, que um susto a gente consegue. E do tamanho que o senhor escolher!".

Fiquei apavorado com a proposta e por não saber como ele classificava os sustos.

Contei esta história em minha coluna na *Zero Hora* e terminei a crônica dizendo que "ficamos combinados", como um recado para os meus potenciais desafetos: afinal não sou um pobre médico desprotegido. Tenho lá a minha retaguarda!

O reencontro

Defendi desde sempre a teoria de que devemos evitar os reencontros com pessoas que não vemos, sei lá, há mais de vinte anos. A justificativa racional é que esse tipo pode ter sido um grande parceiro, gentil, carinhoso, solícito, disponível, e tudo de bom, mas a longa abstinência sem morte trouxe uma verdade irrefutável: ele não era indispensável.

Numa noite de terça-feira, sem atividade no congresso americano de cirurgia torácica, decidi ir ao cinema para passar o tempo. Na saída, a surpresa de encontrar ali um colega missioneiro que não via desde os tempos da faculdade.

O esforço pela descontração foi bilateral e simétrico, mas depois de cinco minutos estávamos exaustos e já havíamos repetido três vezes o clichê: "Mas que mundinho pequeno!", tínhamos relembrado de passagem alguns episódios do centro acadêmico e revisado o obituário com algumas mortes, extemporâneas, naturalmente.

Esgotado o repertório das lembranças e das condolências, só restava atualizar a conversa, na tentativa desesperada de controlar a vontade cada vez maior de sair correndo. Ele me contou que tinha vindo à Flórida para visitar o irmão, que vivia ali há muitos anos, e que, como eu (veja a coincidência!), não tendo o que fazer, decidira ir ao cinema.

Não havia nenhuma garantia de estabilidade naquela conversa, mas a volta ao presente soava mais confortável e, com a intenção de mantê-la assim, perguntei o que me pareceu uma continuidade previsível: "E então, gostaste do filme?".

E ele, com mesma supersinceridade que o tempo não maculara, confessou com uma naturalidade comovente: "Tchê, gostar até gostei, mas que falta me fizeram as legendas!".

Na volta ao hotel, mais de uma vez, o motorista do táxi virou para trás para tentar entender por que aquele tipo ria sozinho.

Depois que passou a graça da confissão espontânea, dormi gratificado pela generosidade do acaso que colocara no meu caminho aquele modelo de criatura capaz de envelhecer sem a hipocrisia do convívio social e, despreocupado de aparentar, gastara a vida na simplicidade de ser. Uma pena as décadas perdidas até reencontrá-lo!

Na noite seguinte fui ao cinema outra vez. Podia ser que ele continuasse desocupado.

A humilhação

O WALTER JOGOU BOLA durante a juventude na Paraíba e quando se mudou para o Rio de Janeiro, limitado por uma lesão recorrente de menisco, aderiu ao remo, onde encontrou uma paixão que o acompanhou por quase trinta anos. No final dos anos 90, o tabagismo pesado, um hábito que sempre contrastou com uma vida atlética e regrada, começou a cobrar seu preço. O passo encurtou, as vitrines se tornaram escalas obrigatórias de descanso, o banho deixou de ser relaxante para se tornar um martírio ensaboado, e o sexo foi arquivado no memorial.

Num passeio despretensioso pela internet, se deparou com um site que apresentava o transplante de pulmão como uma alternativa promissora para as pneumopatias terminais, e entre essas o enfisema pulmonar, a indicação mais frequente. Esse dia passaria a ser referido no futuro como o da iluminação.

Uma semana depois, com uma sacola de oxigênio a tiracolo, e um enorme esforço para disfarçar a dispneia agravada pela ansiedade, ele sentou-se na minha frente para ouvir o que fosse. Segundo confessou depois, precisava dar um fim àquela angústia despertada pela possibilidade, por mais remota que parecesse, de acabar com o martírio. Por bem ou por mal. No pós-operatório, deslumbrou-se com a recuperação de um fôlego que, nem lembrava mais, pudesse ser tão leve e solto, confirmando que o sofrimento arrastado durante anos e, subitamente, varrido pelo transplante, produz um dos pacientes mais felizes e agradecidos que a medicina moderna pode forjar.

Às vésperas de ir embora, eu quis saber dos seus planos futuros e cheguei a sugerir que, na condição dele, eu provavelmente sairia pelo mundo a recuperar o tempo perdido.

"Acontece que ainda não estou pronto para esta comemoração. Para recomeçar minha vida, preciso recuperar minha autoestima, e ela foi atropelada lá no Rio, onde aceitei alguns acordos vis, submetido à fraqueza de não ter fôlego para argumentar. Acredite, doutor, essa é a maior humilhação a que se submetem os que têm falta de ar. O homem que preciso voltar a ser está soterrado por uns dezesseis pactos desfavoráveis que o miserável enfisema me impôs. Depois desse resgate, talvez eu viaje. E então, para fora de mim!"

Havia uma certa gana naquela frase final. E justo na dose que torna doce a vingança.

O bem que o bem faz

Uma das descobertas mais gratificantes de se manter uma coluna semanal no jornal é a cumplicidade de parte do público leitor, por se identificar com uma determinada linha editorial.

Estabelecido esse vínculo afetivo, com alguma frequência recebo textos que relatam histórias de vida que envolvem identidade de sentimentos.

Foi assim, com essa percepção, que li a história enviada por uma leitora fiel e assumida, que vou chamar de Vera Lúcia, que contou que logo depois de contratada ficou como única funcionária para o intervalo de almoço de uma elegante loja de roupas femininas, onde entrou uma mulher alta e obesa que, sem perguntar nada, iniciou a busca de um vestido que lhe servisse. Seguiu revisando estante após estante sem encontrar e sem desistir. Para a Vera Lúcia foi torturante vê-la no esforço inútil, porque sabia que naquela loja não havia nada compatível, mas achou que seria grosseria interrompê-la para anunciar a frustração definitiva.

Esperou até o último instante sem saber o que dizer, quando a senhora, com o olhar resignado, assumiu: "Vocês não têm nada GG, não é mesmo?".

E então a Vera se socorreu de uma sensibilidade tanta, que salvou o futuro dela como vendedora, a autoestima da freguesa, certamente vítima de discriminações constantes, e o meu fim de semana, quando recebi esta linda história.

Ela abriu os braços e disse: "Como que não? Olha só o tamanho deste abraço!".

A freguesa só conseguiu parar de chorar para agradecer: "Não lembro de ter recebido na minha vida toda um abraço desses!".

Em um mundo marcado pela solidão, um abraço GG pode ser a melhor terapia.

Uma equação simples

É IMPOSSÍVEL TRABALHAR com transplante e não se sentir, com alguma frequência, eufórico com a transformação da vida dos pacientes.

Embalado pelo entusiasmo dos que podiam ser beneficiados, aqueles tipos maravilhosos que combalidos, mas esperançosos, ultrapassavam todas as estimativas de sobrevida à espera do sonhado transplante, fui surpreendido por um grupo impactante: o dos que não querem viver. E, mais do que isso, esperam que a morte, por uma causa natural, os liberte de uma vida da qual não têm coragem de fugir pelo suicídio.

O Orlando era um homem muito rico. Trazido pela família, com um ar um pouco distante, procurou obter o máximo de informações sobre o procedimento e, quando nos sentamos a sós para a última conversa, ele abriu o jogo: a espera, a preparação, o sofrimento físico da cirurgia e a disciplina para preservar o órgão depois, nada disso fazia o menor sentido, porque na sua equação – amor para dar/amor para receber – o seu saldo era zero.

Anunciou a sua decisão com a naturalidade das mágoas amadurecidas, e ficamos calados por um tempo que pareceu infindável. Um silêncio profundo e justo, como se não houvesse nada que pudéssemos dizer que fosse importante o suficiente para quebrá-lo.

Aprendi, arrasado, que para o desamor absoluto não há nenhum contraponto razoável.

Leia pra mim

A irmandade dos leitores inveterados pode ser desorganizada e aleatória, mas existe e, com frequência, se identifica sem apresentações formais. E esses viciados estão sempre procurando saber o que os outros estão lendo.

Essa compulsão, desde há muito, impõe-me uma espiada na mesa de cabeceira dos pacientes, em busca de um título que, por favor, nos aproxime ainda mais, porque, afinal, não há como negar empatia instantânea se descobrirmos, por exemplo, que aquele tipo, apesar de meio casmurro, lê Philip Roth. Uma noite dessas, em um jantar de confraternização, descobri que um dos professores homenageados é membro da irmandade. Durante a conversa, relatou uma experiência que tinha a ver comigo. Internara uma paciente jovem, inteligente e bonita, com um segundo câncer em marcha acelerada e sem resposta à quimioterapia. Todos entenderam que aquela seria a sua última internação. Na primeira visita, percebeu que ela tinha em mãos um dos meus livros, *A tristeza pode esperar*, que lia com sofreguidão. A partir desse dia, a visita ao fim da tarde sempre terminava com ele lendo duas ou três das crônicas que ela selecionava.

Quando a doença avançou, e falar dela se tornou insuportável para os dois, refugiaram-se na leitura de novas crônicas e se despediam com a promessa de que recomeçariam no dia seguinte. Ao contrário da tristeza, a enfermidade e a sua bagagem de sofrimento não pareciam nem um pouco interessadas em esperar. E assim chegou o momento em que ela, decididamente, propôs ao clínico assistente que a sedasse, cansada que estava do desespero da dor sem redenção e sem futuro. Quando o meu colega chegou para a visita da tarde, ela dormia placidamente, embalada por uma dose generosa de morfina, em gotejo contínuo. Na cabeceira da cama, uma irmã, empunhando uma sacola amarela da livraria, tinha a última recomendação, dada imediatamente antes do início da sedação, que ela própria, corajosamente, comandara: "Entregue este livro ao meu doutor e peça desculpas porque não consegui esperar para que terminássemos de lê-lo juntos. Ele fará isso por nós dois".

Ouvindo-o contar essa história com um brilho de pré-lágrima nos olhos, foi fácil confrontar seu sofrimento com aqueles muitos dias que chegamos em casa com a sensação dilacerante de que nos arrancaram pedaços vivos de afeto, sem reposição. E no dia seguinte, na falta de alternativas mais doces, recomeçamos. Subtraídos.

Quando é sempre Natal

O Milton Meier, um pioneiro na cirurgia cardíaca pediátrica no Rio de Janeiro, é uma das pessoas mais doces que encontrei na minha vida. Para que não houvesse perda de tempo, já nos gostamos durante a campanha em que ambos disputávamos uma vaga na Academia Nacional de Medicina. Pois esse tipo, de grandeza invulgar, mandou-me a seguinte história como mensagem de Natal. Vejam como é fácil gostar dele:

"Tratei uma vez um menino pequeno e magricela, chamado André. Ativo e esperto, vivia gripado. As visitas ao médico eram sempre iguais, uma ausculta rápida, uma espiada na garganta e ia embora com uma receita. Um dia alguém mais cuidadoso pediu uma radiografia e se descobriu que o menino tinha um defeito cardíaco que lhe causava problemas respiratórios e o impedia de crescer. Era preciso corrigir o defeito, e a cirurgia transcorreu sem problemas. Os pais receberam a boa notícia e a informação de que depois de uns quatro dias poderiam levá-lo para casa. Na manhã seguinte, quando os efeitos da anestesia já deveriam ter passado, o André não acordou. A despeito de todos os exames normais, ele continuava dormindo, respirava preguiçosamente e necessitava de aparelhos. Eram outros tempos aqueles e não existiam os mesmos recursos de hoje. Após operações cardíacas, as lesões neurológicas não eram raras. Três ou quatro dias se passaram e estávamos todos muito preocupados. A mãe me contara que o aniversário dele era logo depois do Natal e eu havia prometido que, naquela data, ele já estaria em casa. Mas nessa noite, o André continuava na UTI, necessitando de cuidados. Desolado, decidi ficar com ele. Estávamos sós, o dorminhoco, uma enfermeira e eu. Pouco depois da meia--noite, me aproximei da cama e perguntei: 'Quantos anos será que ele vai fazer?'. André mexeu-se, abriu os olhos, levantou o braço e mostrou: quatro dedinhos. A angústia explodiu em alegria, os alarmes dos monitores se tornaram sinos badalando e as luzes opacas em estrelas brilhantes. Que maravilhoso presente, aqueles olhos abertos, me vendo, e o menino acordado! Mesmo que eu viva cem anos, aquele sempre será o meu melhor Natal!"

Para os corações generosos, os sinos podem ser dispensados, mas o Natal acontece todos os dias.

Gratidão a fundo perdido

Ignacio Romanet, que foi editor do *Le Monde Diplomatique Brasil* e se tornara amigo de Gabriel García Márquez, contou uma linda história da compra da casa dele, em Cartagena de las Indias.

Apaixonado pela beleza serena do lugar, Gabo vinha tentando comprar um imóvel, sem conseguir, havia vários anos. Um advogado amigo lhe aconselhou: "Desista de tentar você mesmo. Eles pensam que você é bilionário e, quando descobrem quem é o comprador, multiplicam o preço. Deixe-me tentar, talvez eu encontre algo que lhe agrade".

Dias depois voltou, entusiasmado. "Acho que encontrei. É uma casa velha de pedra rústica, muito malcuidada, mas o local é ótimo. Durante décadas serviu de gráfica e agora o dono, um velho cego e sem filhos, decidiu vender. Mas não se anime tanto, porque temos um problema: ele gosta tanto da casa que só aceita vendê-la se conhecer o comprador. Já adiantei que você é mudo, porque, se ele ouvir a sua voz, já vai saber quem é o comprador!" Tudo bem urdido, e rindo muito, os dois se apresentaram no horário combinado e, a todas as perguntas do proprietário, Gabo respondia com resmungos de concordância (uhn, uhn) ou de negação (ahã, ahã). Depois de cinco minutos dessa "conversa" unilateral, de repente, por desconcentração, escapou um "Si señor!".

Para um ouvido refinado, compensando a cegueira, foi o que bastou: "Não posso acreditar que o grande Gabo quer comprar a minha casa! Que maravilha! Mas é claro que o preço não poderá ser o mesmo!". O advogado interveio: "Mas como que não? O senhor não tem palavra?". "Não tem nada a ver com palavra! Não posso vender a minha casa a este escritor maravilhoso como se fosse um comprador qualquer!"

Vendo o negócio escapar, o advogado perguntou: "Mas, afinal, qual é o novo preço da sua mesma velha casa?". "Ah, doutor, o senhor não imagina a importância deste homem na minha vida! Com as coisas maravilhosas que ele escreveu e tudo o que pude piratear na minha gráfica, eu consegui viver bem e ainda formar em medicina meu único sobrinho. Agora, se ele puder pagar a metade do valor anunciado, eu já terei dinheiro de sobra para a minha velhice."

Gabo teria ficado tão comovido que lhe ofereceu um cômodo para morar na área nobre da casa. E contam que ele nunca permitiu que ocupassem o tal espaço, na esperança encantada de que, um dia, o cego lhe batesse à porta.

Largura da vida

Nos anos 70, ainda se fumava nos hospitais, e o seu Osório, internado numa enfermaria da Santa Casa, com enfisema severo, piorava a cada dia e, apesar da insistente recomendação médica, não conseguia parar de fumar. O estagiário responsável por ele pediu socorro ao professor Rigatto, grande mestre e ferrenho opositor ao fumo. O professor, do alto de sua sapiência, ensinou: "Convencer o paciente depende do nosso grau de convicção. Venha comigo!".

Quando se acercaram do leito, o velho dava mais uma pitadinha. O professor foi enfático: "Seu Osório, será que o senhor não percebe que esse maldito cigarro está reduzindo a extensão da sua vida?". O pobre paciente, um pouco constrangido pelo fogo cerrado, argumentou: "Me desculpe, professor, mas nunca ouvi dizer que a vida tivesse extensão. Sempre achei que fosse só largura!!".

O Reinaldo tinha 70 anos e era um italiano meio tosco, com a simplicidade de quem sempre viveu na colônia. Quando sentou-se para ouvir as recomendações do clínico que, lhe alertaram, era um grande especialista, nem imaginava o rosário de restrições: "Seu Reinaldo, sua saúde está péssima. Quatro coisas precisam ser modificadas. Primeiro, com o colesterol em 400, o senhor não pode mais comer queijo, salame. E copa, nem sonhar. Segundo, os exames do fígado impedem que o senhor tome vinho. Terceiro, com uma glicose de 390 mg/dl, o senhor está diabético e não poderá mais comer massa, pão, esses carboidratos. E quarto...".

O gringo saltou da cadeira e, em pé, encheu a sala com o sotaque: "Pode parar. Não quero saber da quarta proibição. Com as três primeiras, já prefiro morrer". E foi embora com alguma curiosidade pela última proibição, que devia ser a mais terrível, senão não teria ficado para o fim. Pelo menos estava livre do quarto sentimento de culpa. E, sozinho, riu dessa sensação.

Na singeleza de suas almas puras, esses dois simplórios ensinaram, sem perceber, que viver é muito mais do que simplesmente durar. E que alongar a vida às custas da total supressão do prazer talvez não seja a escolha mais inteligente.

Esperando o mar cansar

Numa extensão de uns cem metros, o mar descarregou na praia uma enxurrada de algas escuras, decompostas e malcheirosas. A areia emporcalhada era varrida com persistência por um grupo de garis, todos idosos, que iam ensacando os dejetos em bolsas de plástico preto, que eram empilhadas à espera de que o caminhão da coleta as recolhesse mais tarde.

Ondas pequenas, mas carregadas de lixo marinho, prenunciavam que a operação iria continuar por muitos dias. Mas isso não parecia criar nenhum desconforto na equipe de limpeza, que seguia com seu trabalho, obstinado, silencioso e inútil.

Compadecido, me acerquei do mais velho deles e perguntei: "O senhor não desanima de ficar varrendo essa sujeira, se as ondas não param de trazer mais porcarias?".

O velhinho me olhou com cara de alívio pela pausa justificada e disse: "Eu nunca penso nisto porque sei que, um dia, o mar vai cansar!".

Resisti à vontade de abraçá-lo e retomei a caminhada. Tinha que digerir esta lição de filosofia do cotidiano. E não fora uma simples aula de conformismo: havia ali muito de sabedoria. Quando retomei a caminhada, fui sacudido pela sensação deprimente de admitir que, na contemporização das nossas mediocridades, a tolerância sem protesto não é mais do que a esperança pífia de que a nossa consciência canse de reclamar.

O que ainda está vivo em nós

A Giovana e uma colega do segundo ano foram encarregadas pela professora de proceder o exame de uma paciente com demência e uma enorme dificuldade de comunicação. As jovens foram instruídas a tomarem a mão da paciente e, apoiando o braço com a outra mão, fazerem movimentos ritmados para desmanchar uma contratura muscular chamada espástica. Depois de alguns minutos de massagem, foram surpreendidos pela frase inesperada de quem se considerava incomunicável: "A mão desta menina é tão quentinha!". Em algum escaninho remanescente da memória destruída, aquela percepção carinhosa estava arquivada, à espera de um afeto.

Na ala oncológica do hospital, a dona Sônia anoiteceu agitada. A enfermeira de plantão, uma das queridas da dona Sônia, tentou acalmá-la sem sucesso. Então começou a chover e ela se afastou para fechar as janelas, que davam para o pátio interno. Quando voltou, encontrou o quarto em silêncio, e a velhinha dormindo com um sorriso nos lábios. Na manhã seguinte, quando quis saber como passara a noite, ela confessou: "Foi maravilhosa. Esta parte do pavilhão tem teto de zinco, como a casa da minha avó. Então quando comecei a ouvir o barulho da chuva, tratei de dormir para sonhar com ela!".

Num lar de idosos, a sra. Mildred era uma das pacientes mais antigas com sinais inequívocos de doença de Alzheimer. Seu quarto ficava no fim do corredor, um pouco antes da cozinha, e ela passava a maior parte do dia dormindo. Uma tarde despertou agitada e insistia que queria porque queria falar com a sua mãe. Quando alguém disse que a mãe não estava, ela replicou: "Não tente me enganar, só minha mãe faz roscas com este cheiro!".

Difícil determinar o quanto ainda havia ali de vida disponível. Os apressados diriam que nada, mas com certeza havia. A delicada morte dos sentidos, sim, é o anúncio mais sutil do fim de todas as coisas.

Quem vai cuidar da minha solidão?

Quando a corrida pela clientela privada se intensificou, os gerentes hospitalares se esmeraram em equipar os hospitais com a tecnologia mais moderna, e os anúncios dos instrumentos de última geração encheram os folders de divulgação.

A primeira grande descoberta foi a enorme distância entre o que orgulha o diretor do hospital e o que encanta o paciente, e essas discrepâncias se tornaram visíveis quando se introduziram os questionários de satisfação do cliente na busca do hospital ideal e, ao contrário do que se previa, abriram-se as portas aos queixosos.

O gestor de peito estufado anunciando a compra de tomógrafo ou do robô de última geração, e o paciente festejando a possibilidade de dispor de um celular na UTI que o mantivesse em contato com a família.

Nessa altura, houve o claro entendimento de que, antes de tratar as doenças das pessoas, precisamos nos preocupar com as pessoas que adoeceram.

A conexão com o mundo virtual não é a ideal, mas servirá ao menos para preservar a sanidade emocional ameaçada pela perigosa junção de medo e solidão. Sentir-se vivo está diretamente condicionado a estar conectado ao mundo exterior através de todos os instrumentos sensoriais.

A quebra dessas conexões amplia a distância entre a saúde e a doença e, no mínimo, retarda a recuperação. Quando perguntei ao Raul como tinha sido sua passagem por uma das melhores UTIs do mundo, onde lhe restauraram a vida depois de um procedimento de altíssimo risco, ele foi sucinto: "Aquela porra não tinha wifi!".

Impressiona a variedade de exigências de quem está consumido pelo medo da morte, e, com todos os sensores ligados, nada lhes escapa da avaliação crítica, tudo é importante, indispensável e intransferível.

Quem não entender isso deve evitar a proximidade com pessoas doentes. Essas criaturas fazem exigências que os saudáveis impacientes consideram fúteis. Porque simplesmente não aprenderam ainda que, quando nos sentimos diminuídos pela doença, qualquer perda adicional, não importa o tamanho, parecerá insuportável. E ninguém sente a dor que dói no outro. Quando o Raul teve alta, deixou registrado num guardanapo na mesa de cabeceira: "Quem quiser cuidar de mim, terá que cuidar antes da minha solidão!".

O que só o poeta vê

MEU ENCANTO por Leo Buscaglia é antigo. Esse escritor ítalo-americano, falecido em 1998, aos 74 anos, foi professor na Southern University of California e publicava com regularidade no *New York Times*, com uma linha editorial baseada no comportamento humano, especialmente sobre o amor e seus desdobramentos. Foi também o pioneiro em criar na universidade um curso específico sobre o tema. E ironizava: "Ao que eu saiba, somos a única escola do país, e talvez do mundo, que tem uma disciplina chamada Amor. E eu, o único professor louco o bastante para ensiná-la".

Seus textos sempre comovem, mesmo falando de coisas que humanos costumam evitar por não saberem expressá-las. Para o poeta, até a morte pode ser lirismo puro:

"...A folha se descobriu a perder a cor, a ficar cada vez mais frágil. Havia sempre frio, e a neve pesava sobre ela. E, quando amanheceu, veio o vento e arrancou a folha de seu galho. Não doeu. Ela sentiu que flutuava no ar, muito calma e tranquila.

"E, enquanto caía, ela viu a árvore inteira pela primeira vez.

"Como era forte e firme! Teve certeza de que a árvore viveria por muito tempo e compreendeu o privilégio de ter sido parte de sua vida. E isso a deixou orgulhosa.

"A folha pousou num monte de neve. Estava macio, até mesmo aconchegante. Naquela nova posição, a folha estava mais confortável do que jamais se sentira. Ela fechou os olhos e adormeceu. Não sabia que a folha, que fora seca e aparentemente inútil, se juntaria com a água e serviria para tornar a árvore mais forte. E, principalmente, não sabia que ali, na árvore e no solo, já havia planos para novas folhas na primavera."

O encanto de viver

DESCOBRI QUE O ENCANTO DE VIVER é um privilégio reservado, com exclusividade, aos bem-amados. Se houver alguma dúvida disso, tente animar um solitário e descobrirá que toda a motivação para viver depende do quanto tenhamos alguém com quem contar e dividir. Não ter com quem começa a explicar a despreocupação com aparência, o descaso com não enxergar bem ou o desinteresse em ouvir o que dizem os circundantes.

Tentar consolar pacientes no estágio avançado de uma doença expõe um lado insuspeitado do fim da vida, quando impera um conformismo e uma serenidade inimagináveis para aqueles que nunca se sentiram ameaçados e vivem esse deslumbramento meio mágico de quem jamais considerou que esta jornada talvez não seja para sempre.

Por outro lado, encanta a energia vital que promove verdadeiras ressurreições em pacientes idosos, para os quais os desavisados podem tolamente supor que longevidade seja sinônimo de aceitação.

Seu Ignácio tinha 89 anos, foi internado na UTI com uma pneumonia grave e ficou onze dias em respiração artificial, com prognóstico sombrio. Tendo sobrevivido o tempo necessário para a ação dos antibióticos, começou a melhorar rapidamente e o tubo foi retirado. Impressionava a todos a naturalidade e interesse com que participava de todo o tratamento, incluindo a fisioterapia.

Uma manhã, ao visitá-lo, me fez um pedido revelador da sua intenção de não desistir: "Doutor, peça pra minha filha trazer meus óculos para a visita da tarde. Todo o pessoal aqui tem sido maravilhoso, mas tem uma menina da fisioterapia que é especialmente carinhosa comigo e apostaria que, além disso, ela é muito bonita. Imagina se eu morrer sem nem ter certeza disso!". A vida estava de volta, e não importava por quanto tempo. Óculos para apreciá-la, por favor.

As melhores justificativas para se viver

A EMANCIPAÇÃO FEMININA, em muito estimulada pela competitividade no mercado de trabalho, transferiu a iniciativa da maternidade para a etapa final da fertilidade, e então, por razões biológicas, emocionais ou de simples inércia, muitas mulheres renunciam ao instinto mais antigo, o da procriação.

Não cabe nenhum julgamento, até porque cada um sabe de si, mas não resisto a pensar na solidão e escassez de propósitos de quem envelheceu sem prole. E, mais ainda, porque esta desistência não envolve só a geração dos filhos, ela vai mais além, eliminando a camada seguinte de descendentes, que é a mais doce e espontânea e que, por ser maravilhosamente descomprometida da ideia cansativa de educação, não reconhece outra moeda de barganha que não seja o afeto. Dá pena pensar em quantas pessoas que disso nunca saberão.

Foi só no que pensava, voltando de Vacaria, onde durante três dias acompanhei a iminência da morte da minha mãe. No pior momento, quando pareceu que o coração pararia a qualquer instante, saí do hospital acompanhado do João Pedro, meu neto mais velho, e conversamos sobre o quanto é doloroso perder uma mãe, e que eu precisava dormir um pouco e dar uma chorada. Meu gurizinho amoroso, vendo meu sofrimento, me abraçou e choramos juntos. Ele não chorava a proximidade da morte da bisavó, com quem pouco conviveu. Ele repartia, em lágrimas, a dor do avô. Um desses choros tão bons de chorar, que nos deixam a sensação de que seria uma enorme gentileza da vida se ela pudesse dar um reset e se permitisse recomeçar daquele ponto.

Três dias depois, a mãe iniciou uma melhora meio surpreendente e, depois que deixou claro que desistira de morrer, anunciei que voltaria a Porto Alegre para operar dois casos graves, que me angustiava transferir. Foi então que o Zé Eduardo, meu neto menor, na inocência dos seus dez anos, protestou: "Mas, então, o que adianta a gente torcer para a bisa melhorar, se daí o meu avô vai embora?".

Esses presentes são a mais generosa compensação de quem arriscou espalhar genes pelo mundo e não teve medo de plantar incertezas, confiando que um dia, através deles, a vida justificaria termos existido.

O último refúgio

TODO PACIENTE terminal intui a sua real condição, ainda que possa se fazer de desorientado, na expectativa compreensível de que a negação, quem sabe, mude a realidade. No contraponto dessa conduta está o objetivismo cruel, muitas vezes exercitado de maneira inconsciente por alguns terapeutas que priorizam o que chamam de atitude positiva verdadeira, um comportamento que, seja lá quem o defenda, não inclui compaixão.

Quando Felipe, um homem delicado e sensível, que enfrentara estoicamente um câncer de pulmão no início dos anos 2000, soube que o mesmo inimigo, com outra fachada, se instalara no fígado, mostrou igual disposição de enfrentá-lo. Mas quando foi comunicado que as drogas deviam ser mudadas porque não funcionaram como se previa, ele balançou. Ouviu a ponderação de que devia ser internado, para uma monitorização mais eficiente dos resultados, e pela primeira vez argumentou que ficar longe de casa era o pior dos para efeitos de um tratamento sofrido.

O filho médico, encarregado de levá-lo ao hospital, colocou a bagagem no carro e esperou que ele se aprontasse, quando, com o peito apertado, ouviu do pai o pedido de um tempo extra para dar mais uma circulada pela casa. Por fim, tentando não arrastar os pés, o pai entrou no carro e iniciaram um dos traslados mais deprimentes que se possa imaginar. O silêncio absoluto era a maior testemunha da tristeza. Quando transpuseram o portão, o Amadeu tratou de fechá-lo rápido. O que as pessoas pensariam de um jardineiro chorão?

Ao se aproximarem do destino, quando o filho acelerou para aproveitar o sinal, ele pediu que fosse mais devagar, porque queria dar mais uma olhada na cidade. Cinquenta metros antes da entrada do hospital, ele pediu que desse uma volta na quadra, afinal, não era comum um céu assim, tão azul. E então, de quadra em quadra, foram se afastando, até que anunciou: "Meu filho, vocês médicos pensam o hospital como uma trincheira, porque é lá que vocês salvam as pessoas. Mas agora me ocorreu que, como eu não posso mais ser salvo, não tenho nada que fazer lá. Quero ir para casa, onde estão as coisas que escolhi, comprei e amei a vida inteira. Por favor, devolva-me à minha trincheira, porque eu vou precisar muito dela".

O jardineiro e a cozinheira foram os primeiros a cercar o carro na entrada do pátio, depois vieram os outros, e houve um abraço coletivo, demorado, sacudido e silencioso. Ele estava, outra vez, em casa. Com tudo nos seus devidos lugares, o Amadeu voltou a regar as flores, e a Zenaide entrou para preparar o almoço. Ninguém se animou a comentar nada. O patrão tinha feito a coisa certa. Ele ia ser cuidado, pelo tempo que fosse, e por quem ia sentir a falta dele como ninguém.

A sensibilidade intuitiva

No final de uma conferência no colégio de segundo grau, fui abordado por dois jovens na idade da indefinição, aquele tempo que cursa entre o fim da puberdade e a vida pra valer. Havia naquelas caras limpas e ingênuas a grande curiosidade quem está consumido pela ânsia de ser muito, mas ainda sem ideia do quê.

Fiquei encantado com a inteligência e a objetividade da dupla e saí com a certeza de que, quando eles se decidirem, não importa o que for, serão.

Dias depois, eu recebi um e-mail da mãe de um deles relatando o impacto que a conferência causara no filho e contando que ele chegara em casa eufórico porque tinha acabado o sofrimento da dúvida: ia ser médico!

E então contou da sua expectativa de sucesso na escolha do filho, porque ele tinha na opinião dela uma sensibilidade especial, porque, ainda criança, aprendera instintivamente a importância da solenidade nas relações humanas sem que ninguém lhe ensinasse. A história é uma bela lição para o médico insensível.

Com três anos e sete meses, seu pediatra solicitou uma ecografia abdominal. Estava ele deitado, com a barriga exposta na semiescuridão da sala de exame à espera do médico, e a mãe vigiava à distância. De repente entra o doutor, de olho fixo no monitor, e sem dizer palavra coloca o gel sobre a pele do abdômen e começa o exame. Passado um minuto, o garoto resolveu participar do evento, porque afinal era o dono não só da barriga mas também das porções que estavam acima e abaixo da área do exame: "Olá, eu sou Arthur".

A mãe não lembra o nome do médico, tampouco de um adulto ter ficado tão desconfortável por ter sido repreendido por uma criança de três anos e meio. O médico tinha esquecido a importância crucial da identidade nas relações humanas, mas o Arthur sabia disso instintivamente.

A reconciliação

No FINAL DAS AULAS de cirurgia torácica, sistematicamente, discuto uma situação da relação médico/paciente e muitos alunos mostram interesse redobrado no assunto.

A Gabriela, desde o primeiro dia, foi a exceção. Apática o tempo todo, era a única que se mantinha enfarada com as histórias mais divertidas. Tentei de várias maneiras incluí-la nas discussões de casos, mas as respostas eram sempre curtas e evasivas. Já tinha desistido de conquistá-la, quando morreu a Marly, uma menininha linda, transplantada de pulmão. Constatado o óbito, desci da terapia intensiva para o anfiteatro arrastando o peso da perda e, submetido ao massacrante compromisso de fazer o que tem de ser feito, na hora marcada e do melhor jeito que pudesse, ainda que a vontade fosse sair correndo para ruminar a dor em silêncio, nalgum canto escondido. Mesmo com todo o esforço, o assunto me pareceu muito chato, não consegui dar uma aula mais do que medíocre e fiquei aliviado quando terminamos e os alunos levaram o burburinho para o corredor e foram embora.

A Gabriela ficou para trás. Insistia em colocar na mochila um caderno de capa grossa que parecia determinado a não passar pela abertura do zíper. Quando me preparava para desligar o projetor, ela finalmente falou: "A sua pose de superprofessor bem-sucedido sempre me chateou. Não sei o que balançou a sua coroa e duvido que os seus queridinhos sorridentes tenham percebido, mas hoje descobri que você pode ficar triste, como eu. E já que ficamos parecidos, se houver alguma coisa que eu possa fazer pra lhe ajudar, conte comigo".

Quando ela desfez o abraço carinhoso, mal consegui agradecer. Por juízo precipitado, quase perdi o doce afeto daquela reconciliação.

Vamos dançar?

O EXERCÍCIO DA NEGAÇÃO é universal, ainda que algumas civilizações tenham uma postura mais assumida e corajosa, mas, aos olhos latinos, incompreensivelmente rígida. O Herbert, um polonês de olhos muitos azuis, recebeu do neurocirurgião, um tipo pouco afeito a rodeios, a informação de que seu tumor cerebral era irressecável e, questionado, disse com todas as letras que a expectativa de vida era muito curta. Quando entrei no quarto, duas horas depois, o Herbert jogava xadrez e amiúde alertava a mulher de que era a vez dela.

Na fase da revolta, diante do imponderável, é comum o protesto contra a divindade de plantão, seja lá qual for a forma do Deus disponível.

Lembro do Igor, um italiano de cabelo ralo e um sotaque e tanto, que ameaçava Deus com assustadoras formas de vingança, depois que lhe foi comunicado que tinha um linfoma, mesmo reiterado que era uma neoplasia com grande potencial de cura.

Já o Alencastro, conheci com uma metástase pulmonar de um sarcoma de tíbia que impusera, três anos antes, uma amputação logo acima do joelho. Usava uma prótese de perna à qual se habituara a ponto de não se perceber, pela leveza de movimentos e pelo rápido retorno à dança, uma paixão da sua vida. Foi operado do pulmão e ficamos amigos. Sua abnegação e resiliência eram comoventes.

Quando já se supunha curado, foi surpreendido com uma recidiva do tumor no coto amputado. Fui visitá-lo em outro hospital. Estava sentado no sofá com a perna exposta e a prótese apoiada na parede, submetida à humilhação da inutilidade.

Com razões de sobra para um rosário de queixas, justificadas todas, ele estava pronto para recomeçar: "Veja, doutor, a sorte que tive de Deus ter me dado uma perna tão comprida que, mesmo depois de nova amputação, ainda vou poder voltar a usar prótese. Ele deve saber que eu ainda tenho muito pra dançar!".

A barganha impossível

O Genaro pegou um navio em Nápoles para escapar da guerra. Chegou por Santos, circulou por São Paulo e desceu para Porto Alegre determinado a ganhar um dinheirinho que lhe permitisse chegar a Buenos Aires, depois que soube que lá estava a maior colônia italiana na América do Sul.

Quando o conheci, cinquenta anos depois, ele ainda estava por aqui. A permanência não tinha nada a ver com falta de dinheiro: ele se tornara um dos homens mais ricos do estado. Resumia tudo assim: "Gostei daqui logo na chegada e, depois do primeiro pôr do sol, tive certeza da dificuldade que seria ir embora", e foi ficando. Criou uma grande empresa, onde a família numerosa trabalhava. No fim da tarde, todos se reuniam na grande mansão debruçada sobre o Guaíba. Com o protótipo de felicidade construído, o Genaro adoeceu. Fumante inveterado, negou a enfermidade até o limite do possível e, quando me procurou, já tinha emagrecido dez quilos. Em raros pacientes encontrei a coragem que ele revelou ao discutir com absoluta naturalidade o fim da vida, extemporâneo e injusto.

Num final de tarde, enquanto conversávamos na enorme varanda de frente para o rio, chegou um jovem funcionário da empresa e estacionou sua moto na lateral de uma rampa curva com piso de pedra bruta, de onde se acessava a casa pelos fundos. Entregou-lhe uns papéis para assinar e, antes de sair, deu-lhe um beijo na testa e comunicou:

"Seu Valter disse que o senhor gostaria de saber que as ações da empresa deram um salto de três pontos."

Dito isso, desceu a rampa fagueiro e, antes de completar a curva, saltou sobre o corrimão, caindo em pé ao lado da moto.

O Genaro, de olhos marejados, cheio de dor por metástases na coluna e pendurado num cateter de oxigênio, me confessou: "Daria tudo o que construí na vida por esse salto. E esse não tem nada a ver com a Bolsa!".

Dei-lhe a mão e ficamos assim, em silêncio, na companhia consoladora de um pôr do sol que nunca se repete.

A morte da autoestima

As razões pelas quais as pessoas decidem viver a qualquer custo ou simplesmente desistem nem sempre são muito perceptíveis. Em parte, porque somos diferentes e não existem duas criaturas reagindo da mesma maneira a adversidades idênticas, mas também porque a bagagem afetiva que carregamos nos torna mais ou menos complacentes aos infortúnios.

Aprendi em anos de convívio com pacientes oncológicos que a preservação do ânimo, esse estado de espírito tão importante para o enfrentamento de terapias tantas vezes cruéis, depende muito da manutenção da autoestima intacta.

E coisas consideradas menos importantes por serem transitórias, como, por exemplo, a queda dos cabelos, podem ser percebidas pelo paciente como uma catástrofe irreparável. É muito difícil dimensionar o significado de uma perda qualquer no imaginário de quem se sente como se tivesse perdido tudo. Por isso, cuidado ao analisar o que é ou não importante para um paciente deprimido. Dependendo da fragilidade emocional dele, qualquer desconsideração, por ridícula que pareça, poderá significar uma ruptura definitiva e irresgatável da relação médico/paciente.

A Maria Angélica ainda era muito bonita aos 61 anos, e o amor incondicional do marido e dos filhos sempre foi a blindagem que a mantinha protegida nos dias de náusea, depois dos ciclos de quimioterapia. Mas nem esse invejável escudo amoroso conseguia conter a irritação quando, por alguma razão, ela flagrava um centímetro grisalho na raiz dos cabelos loiros ou aqueles dois milímetros sem esmalte na raiz das unhas.

Por inexperiência, cheguei a considerar aquela preocupação como fútil, principalmente porque estava muito desapontado com a resposta de sua doença ao tratamento proposto. Demorei um tempo para perceber que nós encolhemos na doença e que essa subtração de autoestima, multiplicada pela depressão decorrente da perda da autonomia, constitui um abalo sísmico no interior de qualquer pessoa. Um dos últimos e-mails da Maria Angélica continha uma foto dela, com uns 35 anos, completamente bronzeada, com um shortinho branco, cabelo ao vento num iate azul-celeste como o céu que se via ao fundo. E um apelo: "Por favor, lembre-se de mim assim".

Aquela mensagem era definitiva na sua essência: os pacientes querem ser lembrados pelo que foram, não pelo que restou deles.

Um homem bom

O Anísio é um homem simples, mas tem aquela infinitude no olhar típica dos privilegiados que vivem de frente para o mar. Nossa relação começou meio conturbada, depois se enterneceu. Ele respirava com sofreguidão, tinha indicação de um transplante e um tipo sanguíneo raro, o que dificultava a obtenção de um doador. Após alguns meses, foi chamado e veio ao hospital cheio de entusiasmo, mas horas depois recebeu a notícia de que o pulmão era inviável. Quando foi novamente convocado, em duas semanas, ficamos sabendo o quanto se deprimira com a experiência frustrada. Simplesmente disse à doutora que não viria mais porque desistira do transplante. Inconformado, liguei de volta:

– Anísio, acho que não estás entendendo. Por uma sorte impressionante, apesar do teu tipo sanguíneo incomum, temos um novo doador em quinze dias, e com um pulmão melhor do que o anterior, mas fiquei sabendo que desististe! Pois estou ligando para te comunicar que tu vais ser transplantado! O que temos de decidir é se virás sozinho ou se terei que te buscar no Imbé!

Houve um longo silêncio, depois um suspiro e o anúncio: "Estou indo. Por favor, esperem por mim!".

Treze anos depois, o Anísio foi convidado para falar no encontro de Natal, que reúne transplantados e candidatos.

Começou tímido: "Hoje de manhã, estava correndo lá na praia quando recebi uma ligação da Kelly, nosso anjo da guarda, pedindo para falar nesta reunião e fiquei meio assustado, porque não sou homem de muitas palavras e não sabia o que dizer". E então foi definitivo na apologia da esperança: "Mas, agora, vendo vocês com esses tubos de oxigênio, pensei que poderia aconselhar que cumpram tudo o que os doutores recomendarem, que vão conseguir o transplante. E quem sabe um dia desses vocês poderão correr comigo lá na praia do Imbé?!".

A mistura de sonho, esperança e fantasia encheu a sala, e os olhos transbordantes embaralharam as silhuetas. Tudo na medida certa para recomeçar o ano, não importando que, para vários dos presentes, aquele fosse o último. Ninguém mais aceitaria morrer antes da esperança. Não depois daquele discurso.

O escasso tempo do perdão

Não existe uma maneira mais ou menos adequada de se comportar no fim da vida – e, sem um manual de instruções, o jeito é improvisar. Os pacientes autenticados pela proximidade da morte, despojados de toda a futilidade, são os melhores mestres na seleção dos sentimentos que realmente valem a pena resgatar no inventário final.

O Osvaldo nunca aceitou respostas evasivas e explicações pela metade. Quando soube que um melanoma que operara havia quatro anos recidivara, desapareceu por duas semanas e então voltou para o que chamou de organização de encerramento.

Falava do tempo de vida com a objetividade de um empresário bem-sucedido, que lamentava morrer aos 63 anos, mas, se não era mais evitável, achava que não fazia sentido choramingar. Um dia, já bem próximo do fim, entrei no seu quarto e surpreendi a fortaleza soluçando. Antes que lhe perguntasse qualquer coisa, ele explicou:

"Acabei de falar com meu irmão mais moço e, nem acredito, consegui pedir-lhe perdão. Não passou um dia da minha vida sem que eu tivesse pensado nisso, porque a nossa discórdia não fazia sentido. Foi uma bobagem, eu não podia ter dito que nossa mãe ia morrer por causa dele. Ninguém provoca câncer nos outros. Eu não podia morrer sem ter tido a conversa que acabamos de ter. Não consegui dizer a ele que estou morrendo, mas graças a Deus me ouviu e acabamos chorando juntos. Descarreguei um peso. Era hora de consertar o passado para poupar o presente. Ah, e não faça essa cara, doutor, porque eu sei que não tenho futuro, mas ele terá. Sei também que não precisávamos ter sofrido tanto, pois esse tempo de silêncio já dura 34 anos."

Não sei que cara fiz, mas não disse nada. Não ajudaria ele saber o quanto me pareceu injusto que não houvesse mais tempo depois do perdão. As pessoas afeitas a gestos de tamanha grandeza deviam merecer uma prorrogação.

A noção de morte digna

NÃO HÁ POSSIBILIDADE de morte digna num mar de sofrimento físico, de tal modo que um princípio básico do atendimento profissional é a noção de que toda queixa clínica representa uma urgência médica. Nada mais incompreensível do que um paciente terminal gemente de dor num hospital moderno. Isso deveria ser visto como a mais grosseira capitulação da medicina, cuja principal missão é aliviar o sofrimento.

Como a convivência com a proximidade da morte é um devastador exercício de impotência, compreende-se que o médico queira interrompê-lo por sedação do pobre paciente, mas essa decisão também precisa ser compartilhada.

Juvenal tornara-se um amigo querido durante os anos de convívio com uma fibrose pulmonar que o alcançara acima da idade limite para o transplante. Quando comuniquei à esposa que pretendíamos sedá-lo para interromper a angústia inútil, ela me disse:

"Por favor, não. Estávamos falando e ele me disse umas coisas tão bonitas! Não interrompa essa conversa, por favor!"

Horas depois, quando voltei ao quarto, ele tinha acabado de morrer. Ela me abraçou e, carinhosamente, agradeceu:

"Obrigada, doutor. Por sua generosidade, nós tivemos a segunda melhor noite das nossas vidas!"

Aprendi naquele dia o quanto sabemos pouco do que é melhor para cada pessoa no ocaso do seu universo único e intransferível.

Um modelo de fidalguia

Miguelito emigrou do Uruguai há mais de quarenta anos, mas mantinha o seu sotaque inconfundível. Trabalhava num restaurante modesto bem na frente da Santa Casa, onde, como garçom, mantinha uma fidalguia irretocável. Inteligente, debochado e com um humor ferino, se tornou rapidamente o companheiro predileto nos meus almoços de residente sempre apressado.

Portador de enfisema severo, um dia me contou que se tivesse que fazer mais do que duas paradas na rua de acesso ao restaurante, já nem ia trabalhar, atravessava avenida e ia direto para a Santa Casa.

Quando teve um câncer de estômago, fincou pé que só aceitaria ser operado se eu fosse o responsável pela cirurgia.

Miguelito morreu quatro anos mais tarde por agravamento do enfisema que o atormentara por mais de uma década.

Dois meses depois de sua morte, uma filha me procurou trazendo um relógio de bolso de tampa dourada e uma carta em que pedia desculpas por não ter cuidado dela como merecia, e ainda mais agora, porque a única coisa de valor que possuía, aquele relógio, "tinha que deixar para o doutor, porque ele me tratou como um amigo, isso nós éramos, mas ele também me tratou com um igual, e isso nós não éramos".

Terminada a carta, fomos até a porta, onde ficamos abraçados um longo tempo à espera de palavras que nunca chegaram.

O que a vida espera da gente

A comemoração dos dez anos do transplante da Jéssica, uma carioquinha linda, só foi possível porque uma pediatra carioca confrontada com a burocracia, ao invés de desistir, reagiu, e, longe de se calar, esbravejou. Antes de ser transferida para Porto Alegre, aquele 2001 tinha sido terrível para a garotinha assustada que permaneceu todo o ano no hospital e 138 dias em respiração artificial.

Numa visita ao Rio, convidado a avaliar o caso da Jéssica, encontrei uma criança ofegante, com apenas 11% da capacidade respiratória e uns olhinhos escancarados pelo medo da morte. Fui definitivamente incorporado ao mutirão que se formara para salvá-la, quando ouvi a história da Helena, sua pediatra desde os dois anos de idade.

Contavam que durante a última internação na UTI não havia um respirador pediátrico adequado, apesar da informação de que o sonhado aparelho estava no cais, submetido à burocracia alfandegária. Mais de uma vez a válvula do aparelho antigo trancara e a menina quase morrera. No terceiro dia, a Helena tomou uma decisão corajosa: colocou um colchonete ao lado do leito da Jéssica na UTI e mandou avisar ao diretor do hospital que só sairia dali quando chegasse o aparelho prometido.

Depois de tanta luta, não estava disposta a perder aquela carinha fofa por nada deste mundo, ou do outro. E assim varou noites de olho na maldita válvula.

As enfermeiras ainda relembram comovidas a salva de palmas que festejou a chegada do ventilador pediátrico de última geração e o meio sorriso da dra. Helena recolhendo calmamente a sua mudança depois de quatro dias dormindo no chão. No meio do caos da saúde pública, aquele gesto podia ser comparado ao de um pássaro levando uma gota d'água no bico para apagar o incêndio na floresta. Mas foi inevitável reconhecer que, sem ele, dez anos depois não teríamos o que festejar.

Talvez no bico da coragem caiba mais água do que sempre pretenderam que acreditássemos!

A tristeza pode esperar

A MEDICINA NUNCA SE CANSOU de buscar soluções para interromper a dor, nossa feroz e eterna inimiga. No final dos anos 70, alguém propôs uma técnica interessante: a injeção intrarraquidiana de soro fisiológico gelado determinava alívio satisfatório de dores intratáveis. O efeito analgésico era imediato, ainda que o benefício não durasse mais que 5-6 horas. Quando entrei no quarto do Camilo, 56 anos, portador de um câncer terminal com incontáveis metástases ósseas na coluna, ele estava encolhido, virado para a parede. Nos olhos inchados de chorar havia uma dor multiplicada. No final daquela tarde, a filha caçula casaria numa capela da Vila Assunção, e ele não tinha a mínima condição de acompanhá-la ao altar. Impossível não sofrer com aquele sofrimento.

Saí do quarto estimulado por uma ideia meio louca: nós podíamos tentar colocá-lo naquela igreja, esta que seria a última coisa maravilhosa de uma vida que fracassáramos em evitar que terminasse. E ele merecia isso.

Depois de conseguir cumplicidade do anestesista e parceria solidária do residente de plantão, anunciamos o projeto ao pobre homem, que chorava de dor e ria riso de criança imaginando a surpresa que haveria de causar. Um irmão foi convocado para buscar o seu melhor terno, cortou cabelo e barba e incorporou-se à trama caridosa.

As roupas trazidas eram do tempo de bonança, mas ataduras e compressas encheram os vazios de tronco e membros consumidos pela doença. Um pouco de ar injetado no pescoço encostou a pele no colarinho folgado e umas massagens enérgicas nas bochechas, agora sorridentes, devolveram um rosado saudável.

Com os novos cúmplices nas laterais, o Camilo entrou na igreja com um sorriso capaz de suplantar o de uma noiva muito feliz. Impressionante como alegria e gratidão, reunidas na mesma cara, dão às pessoas um indiscutível ar de saúde.

O festival de abraços na saída da igreja deixou uma lição definitiva: a felicidade não se mede pela duração, mas pela intensidade.

Quando ele voltou ao hospital tarde da noite, pediu uma dose generosa de morfina porque a danada estava de volta, e ele confessou que nunca se sentira tão cansado.

Antes de dormir, fez o plantonista prometer que acontecesse o que acontecesse a sua família não seria avisada antes das nove horas da manhã.

Uma lua de mel sem notícias ruins seria seu último presente à filha amada.

A felicidade era urgente. A tristeza podia esperar.

As compensações

Os MÉDICOS que se oferecem aos sentimentos dos pacientes se tornam literalmente viciados em gratidão. E essa condição brota espontaneamente, sem chance de preparação ou treinamento. Simplesmente acontece e temos que reconhecer que, iniciado o círculo virtuoso, estamos sempre na expectativa de que se repita.

A Angelina, com setenta anos, vivia em Caçador, e a vinda para Porto Alegre era a sua primeira viagem ao "exterior". Internada com sangue no escarro, teve o diagnóstico de um câncer de pulmão localmente avançado e começou a fazer quimioterapia visando torná-lo operável.

Viúva e sem filhos, com poucos recursos para o tratamento fora do domicílio, se alojou num hotelzinho modesto na Rua General Vitorino, a uma quadra da Santa Casa.

Uma tarde me ligou pedindo ajuda. Estava vomitando muito, fraca demais para ir à emergência do SUS e assustada com a ideia de morrer sozinha naquele quarto de pensão. Armado de seringas, muitos soros e antieméticos, fui socorrê-la.

Voltei lá algumas vezes, descobri que ela tinha um grande senso de humor, ficamos amigos. Completada a quimioterapia, com excelente resultado, ela pôde ser operada e se curou.

No inverno do ano passado, dez anos depois da cirurgia, soube que ela, já bem velhinha, tinha morrido.

Três meses depois recebi de um emissário um documento que revelava que ela me fizera herdeiro de sua poupança de 3.111 reais. Comovente descobrir que ela raspara as gavetas de sua vida modesta para expressar sua gratidão. Irretocável e intacta, dez anos depois.

No limite da paixão

Uma causa importante do mau serviço prestado ao público, e não valorizada por ser quase invisível, é o fato de muitos servidores não estarem fazendo o que gostariam. Mesmo nos serviços considerados essenciais, é grande o número de profissionais itinerantes, para os quais o trabalho que exercem não é mais do que um trampolim para um dia, queira Deus, alcançarem o sonho que está muito além do fim da escada.

Sem o foco emocional no que faz, esse operário circunstancial é pouco propenso a demonstrações de afeto, porque intimamente considera este traslado tedioso e injusto, por estar subtraindo um tempo de alegria à vida que planeja, de verdade, viver.

Pensei nisso assistindo uma entrevista em São Francisco, com Leonard Cohen, o famoso maestro canadense. O repórter, muito jovem, começou quase pedindo desculpas pela pouca idade, visto que nascera em 1984, justo o ano em que Cohen compôs o seu clássico "Hallelujah". Feita esta introdução, o repórter citou uma pesquisa revelando que, passado todo este tempo, na época de Natal, a sua música seguia sendo a mais tocada nos países de língua inglesa, e comentou: "'Hallelujah' fala de Deus e de amor desesperado, mas esses são temas recorrentes, então o encanto não deve ser só por isso". E então veio a pergunta:

"Qual é a magia deste sucesso?" Na resposta, a revelação: "Nunca pensei muito nisso, mas pode ter sido porque, quando eu compus essa música, eu estava tão feliz, mas tão feliz, que sentia como se tivesse uma rosa no lugar do coração!".

O repórter engasgou, e a entrevista demorou para recomeçar, mas a mensagem estava explícita: quem faz o que faz nesse nível de felicidade tem que fazer melhor. E isso só é possível se por trás do que se faz existir uma grande paixão.

Para que serve o sofrimento?

A Júlia tinha quarenta anos. A dor abdominal que não passou com a menstruação foi o primeiro sinal. Quando os exames confirmaram um tumor de útero, as notícias só pioraram: havia múltiplos nódulos nos pulmões, indicando a disseminação da doença.

Quando a quimioterapia fracassou, ela marcou uma consulta para discutir a possibilidade de um transplante, se é que isso era possível.

Durante a conversa, ficou claro que ela já sabia que não, que o transplante está contraindicado em câncer, mas o que ela queria mesmo era conversar.

E conversamos muito, naquela e em outras consultas.

Ela contente por ter encontrado um ouvido compassivo, e eu fascinado com a oportunidade de conviver com aquela inesgotável usina de sensibilidade, inteligência e coragem. Comovedora coragem.

Um ano e meio depois, muito mais magra, com o rosto afilado e a arcada dentária proeminente, ela me disse com uma serenidade pungente: "Acho que estou pronta".

Naquela última conversa, ela relembrou a tarde em que um oncologista lhe dissera com a aspereza de arame farpado que ela devia se preparar para morrer em menos de dois anos.

E as previsões dos experientes em geral se confirmam, principalmente a dos pessimistas.

Estabelecido o inevitável, ela encontrou forças para dar algum sentido ao tempo que lhe restava e viveu com uma intensidade absurda. Sepultou no peito todas as orfandades minúsculas que a vida lhe regalara e baniu a inutilidade das queixas inconsequentes. Descobriu, enfim, que viver com plenitude transcende o registro dos calendários convencionais.

Quando lhe perguntei qual tinha sido a maior descoberta, ela confidenciou: "Eu tive uma vida cheia de preocupações fúteis, até que me impuseram um prazo. Dali em diante, vivi como viveria se pudesse recomeçar: sem nenhuma tolerância com a picuinha. Com o tempo marcado, só tem importância o que de fato é. Quando puder, ensine isto às pessoas!". Prometi que faria. Ambos desconfiávamos que aquela seria a nossa última conversa. E foi.

O efeito câncer

Por todos os preconceitos, reais e imaginários, o câncer não somente estigmatiza, mas também consolida relacionamentos amorosos e implode relações frágeis, impiedosamente.

Casais que apenas se esforçam para conviver raramente resistem às novas e intransferíveis exigências e se separam, com alívio bilateral.

Conheci uma velhinha que depois que se curou de um câncer de pulmão me contou com uma cara divertida que tinha encontrado um jeito de se vingar do marido, que sempre fora incapaz de acompanhá-la ao supermercado e ajudá-la com as sacolas, assumindo que preferia ficar em casa vendo TV.

Depois de curada, ela continuava convidando-o, mas, diante da negativa sistemática, ela resolvera levar controle remoto na bolsa e fazer as compras sem nenhuma pressa!

Um colega oncologista relatou o caso de uma mulher que durante vinte anos de casamento teve que suportar uma mania do marido, que só dormia com o rádio ligado. A noite inteira. Na volta para casa, depois de uma mastectomia, a primeira medida, tomada com uma determinação que não permitiu ao marido piar, foi dar fim ao maldito rádio.

O chato teve que se habituar a dormir com o quarto em silêncio e ela, coitada, provavelmente trocou uma FM pelo ronco dele, porque é certo que nem todos os roncadores são chatos, mas todos os chatos roncam!

Às vezes parece que o câncer tem essa função didática. Como se tivesse vindo para ensinar a viver.

O que cabe em um abraço

William era filho único de um pai rico e bem-sucedido. Sobrecarregado pela cobrança de equivalência com o sucesso do pai, fez uma série de escolhas equivocadas na tentativa vã de encontrar uma trilha própria, com reconhecimento personalizado, despegado do modelo paterno. Quando lhe ofereceram um emprego em Londres, viu uma chance ázigo de dar uma utilidade ao curso de comércio exterior, que até então lhe soava no currículo como um título abstrato. Mas, mais do que tudo, percebeu que a distância traria uma trégua na competição desgastante que mantinha consigo mesmo.

Rapidamente se descobriu um sucesso empresarial, e os contatos com a família escassearam, e as chamadas telefônicas, angustiantes, por não ter o que dizer.

Uma dessas chamadas foi na véspera do ano-novo de 2010. Era a quinta virada de ano longe da família: a mãe pareceu chorosa como sempre, e ele já atendeu acelerado: "Diga lá, mãe, o que há de novo?".

Houve um silêncio e um soluço. O choro antes de começar a falar era uma inversão que prenunciava notícia ruim. E ela veio.

"É o seu pai, meu filho! Estive preocupada por meses com a prostração dele. Ele escondeu de mim o mais que pôde, mas ontem me confessou que está morrendo. E pediu que não o incomodasse, mas sei o quanto ele gostaria de vê-lo, desde que você não tenha nada mais importante para fazer!"

Ignorou a ironia e decidiu voltar aproveitando o feriado de ano-novo, quando os negócios esfriavam e poderia dar alguma atenção ao casal de velhos carentes. O reencontro foi chocante. O pai muito magro, a mãe sem pintar os cabelos, quase não os reconheceu. Impactado pela descoberta do quanto o abandono de um filho envelhece os pais, ele tentou várias vezes explicar a ausência prolongada. E o velho pai sempre o interrompia: "Não diga nada, meu filho. Eu tenho o maior orgulho de você!".

Na véspera do ano-novo, o pai foi descansar e lá do quarto chamou a mulher e o filho e disse:

"Gente, eu não tenho experiência com essa coisa de morrer, mas acho que é isso que está acontecendo comigo. Me abracem!"

Os três ficaram assim, enlaçados, durante um longo tempo. Até que perceberam que o pai já não estava. O William confessou-me, tempos depois, ter descoberto, naquele momento, que tudo o que é realmente importante cabe em um único abraço.

Coragem para decidir

A ACEITAÇÃO DA MORTE, impensável para quem se sente saudável e feliz, vai sendo progressivamente construída pelo sofrimento que mina as últimas resistências e torna a morte compreensível e, algumas vezes, desejável.

Mas as reações dos pacientes diante da percepção de que se perdeu o controle da doença são completamente imprevisíveis.

Uns se entregam à fatalidade e aceitam o que se proponha com submissão. Outros são fortes o suficiente para se manter no comando.

O Osvaldo, um colega de turma, sensível, inteligente, um humor irônico bem dosado, era uma das unanimidades duma turma de 125 alunos da ATM 70.

Operado de câncer de pulmão há pouco menos de três anos, apresentou uma inesperada recaída da doença e encarou com bravura e resignação a necessidade de quimioterapia.

Novamente os resultados não foram bons e sentamo-nos todos para discutir as alternativas de retomada do tratamento, que envolveria outras drogas.

Desalentado, emagrecido e careca, ele quis saber o quanto se esperava do novo tratamento e que carga de sofrimento o aguardava. Ouvia com a naturalidade de quem precisa de mais elementos para tomar a sua decisão. Só sua.

Ao fim do relato de mais números realistas e desanimadores, ele contou uma história:

"Durante anos o Euclides, o cãozinho de estimação, fora a alegria dele e da Tânia. Quando um câncer cresceu na cabeça do pobre animal, deformando-lhe a cara, levaram-no para ser sacrificado.

"Antes da injeção letal, a Tânia, num último gesto de amor, deu-lhe um pedaço de chocolate meio amargo, o preferido do bichinho, que o devorou com prazer e mostrou o quanto isso o alegrara abanando o rabo. Efusivamente."

Isso posto como introdução, o Osvaldo sentenciou: "A quimioterapia, liquidando meu paladar, eliminou um dos poucos prazeres que me restavam que era jantar fora e tomar um bom vinho. Então queria pedir que se nada mais se pode fazer para, de fato, melhorar a qualidade do que me resta de vida, por favor, me permitam que ao menos eu abane o meu rabo!". Não havia o que argumentar.

Encerrada a missão, doou as córneas para que alguém continuasse vendo o mundo por ele.

O encontro dos desiguais

Algumas pessoas, claramente, nasceram para serem grandes, enquanto outras, muito mais numerosas, se conformam em serem pequenas. Mas quando elas se encontram, naquele instante, serão iguais, principalmente se o tamanho delas for determinado pela métrica do imponderável e do medo.

Numa roda de café, mostrando que a medicina não cansa de surpreender, mesmo aos médicos mais experientes, um cirurgião de trauma trouxe uma bela história: ele atendera as vítimas de um acidente, com queda de pequeno avião, que vitimara o piloto, e colocara os dois passageiros sobreviventes, patrão e empregado, na mesma sala de pronto atendimento.

Ambos com fraturas nas pernas, ilustraram a máxima que determina que somos iguais na alegria, mas na adversidade cada um terá a sua fórmula, pessoal e única, de sofrer.

A julgar pelos suspiros contidos do Romeu, e a gritaria chorosa do patrão, os centros da dor dos portadores das quatro pernas quebradas produziam reações tão contrastantes que poderiam levar um leigo a supor que os centros da dor de um e do outro deveriam ter origem sensorial diferente.

O tímido protesto do Romeu veio como um apelo: "Patrão, acho que gritar não ajuda na dor e, se a gente ficasse quieto e deixasse essa injeção funcionar, podia ser que desse até pra dormir um pouco".

Essa declaração, quebrando a hierarquia feito pernas, exauriu a reserva de desassombro e coragem do autor, que em seguida caiu em sono profundo.

Quando iniciaram as remoções para um hospital especializado, o Romeu mostrou toda a sua humilde praticidade e subserviência.

"Levem o patrão primeiro. Esse é um homem bom e tem sido um pai pra mim. Se ele morrer, eu não sei o que será desta filharada que arrumei pra mim. Mas, se eu morrer, ele saberá."

A solidão dos avós

Para a maioria das pessoas, o isolamento imposto pelas medidas protetoras durante a pandemia foi empilhando tristeza, até que, para muitos, minou a razão de viver. A reação a essas perdas afetivas foi variável, dependendo do temperamento de cada um: mas a maioria dos velhos, com a solidão, ficam doentes de morte ao perceber que lhes estava sendo roubado do convívio com seus amados, semestre em cima de semestre, justo na fase da vida em que não temos nenhum semestre para desperdiçar.

Um dia desses, no final de uma aula virtual, trouxe para discussão os critérios que os cirurgiões usam para eleger o perfil de paciente que justificaria um investimento emocional de uma cirurgia de risco, com intenção de alongar um tempo de vida que a doença encurtaria. Todos concordaram que o pré-requisito mais importante é a qualidade da vida mental do paciente. E de passagem, para reforçar a minha tese, comentei o significado de um avô de boa cabeça no contexto familiar.

E então, precisando muito interagir com uma plateia virtual silenciosa, interroguei o primeiro aluno visível no alto do visor se ele ainda tinha avô. Por sorte o Artur tinha uma história comovente à minha espera: "Eu tenho um avô maravilhoso, de 82 anos, e que, tendo enviuvado no início do ano passado, passou a viver sozinho. Como as minhas visitas escassearam na pandemia, ele mandou me chamar e disse: 'Meu neto querido, você precisa cuidar deste teu velho avô que está se sentindo muito sozinho'. E então, professor, eu tentei argumentar que, como frequento hospitais, eu tinha medo de lhe trazer o vírus."

Mas ele contrapôs: "Artur, você não está entendendo; se eu não puder te ver, não tenho nenhuma justificativa pra continuar por aqui. Venha pelo menos três vezes por semana, nem que seja para me trazer a doença". Quando quis saber da solução, ele foi comovente: "E, então, eu tenho feito os testes dia sim dia não, para três visitas semanais. Não posso permitir que meu vozinho morra de tristeza!".

Engasgado com a resposta, quando consegui falar, só me ocorreu perguntar: "Artur, você não está disponível para adoção?".

O que o Natal faz com a gente

O Natal não faz ninguém mais doce, mas, quem for, derrete.

Geraldo Ari é um médico carioca, que se notabilizou pela rotina de trinta anos, na véspera de Natal, fantasiado de Papai Noel, subir os morros carentes do Rio com uma sacola de brinquedos. Confidenciara aos amigos que nada o encantava mais que a alegria de crianças pobres recebendo presentes.

Naquela tarde, já velho e cada vez mais parecido com Papai Noel, com sobrepeso e fôlego curto, subiu o morro do Complexo do Alemão com dificuldade e várias paradas para respirar. A roupa de seda, gorro e barba postiça, ao sol escaldante, não ajudavam. Mas, no topo, a canseira se dissipou pela euforia da molecada, surpreendida pela descoberta que Papai Noel existia, sim, contrariando o realismo decepcionante dos pais. Distribuídos os presentes com festejos intermitentes, ele começou a voltar. O trajeto da volta, em declive, facilitava a marcha, mas o nosso herói anônimo já suava muito, quando foi interrompido pela voz estridente de um menino: "Papai Noel, Papai Noel!". Quando o chamado se repetiu, ele parou e, sem disfarçar a irritação, perguntou: "O que você quer, menino, eu não tenho mais presentes!". E então teve que ouvir: "Eu só queria mandar lembranças pra Deus!". Ele completou a descida misturando suor e lágrimas.

Relendo o *Livro dos abraços*, do Eduardo Galeano, encontrei esta pérola:

"...Fernando Silva dirige um hospital infantil em Manágua... Na véspera de Natal, ficou trabalhando até muito tarde. Já estavam soltando foguetes e começavam os fogos artificiais a iluminar o céu, quando Fernando decidiu ir embora. Em sua casa o esperavam para festejar. Fez então uma última visita às enfermarias, vendo se tudo estava em ordem, quando sentiu que alguns passos o seguiam. Uns passos de algodão: voltou-se e descobriu que uma das crianças andava atrás dele. Na penumbra, o reconheceu. Era um menino que estava só. Fernando reconheceu seu rosto já marcado pela morte e aqueles olhos que pediam desculpa ou, talvez, pedissem permissão... Fernando se aproximou e o menino o tocou com a mão: 'Diga a...', sussurrou o menino. '...Diga a alguém que estou aqui...'"

No desespero, não há consolo maior do que saber que, em algum lugar, há alguém. Por nós.

Os herdeiros do sofrimento

Os bem-nascidos nunca se perguntam o que fizeram para merecer o que ganharam sem o trabalho de pedir. E, curiosamente, os desvalidos não reclamam, ainda que a vida, desde a saída do útero, tenha sido uma sucessão de desastres, e melhor que nem tivesse havido. O Zé Luiz, um negro de sorriso fácil, nasceu assim, errado. Com quarenta anos, pobre e doente, nos encontramos. Estava sentado na frente do meu carro, na pracinha do pavilhão Pereira Filho, com uma roda de sangue entre os pés. Sentei com ele.

Quando perguntei qual era o problema descobri que era grande. Tinha fugido de dois hospitais que não readmitiam pacientes que tinham tido alta por fuga. Compadecido, o internei na Santa Casa. Os exames excluíram tuberculose e mostraram que ele tinha um câncer, e foi submetido a uma cirurgia complexa, com retirada do pulmão direito. Neste dia, foi identificado pelo anestesista como um morador do bairro Santana e com duas famas contraditórias: era um exímio pintor de paredes e um ladrão reconhecido. Quando voltou, trinta dias depois, trazendo uma caixa de pêssegos de presente, receoso do currículo do meu novo amigo, insisti em saber onde ele havia conseguido aquela maravilha. Relutou, enrolou e confessou: aquele português, filho da mãe, que tinha uma banca de frutas na Praça XV, tinha mais de trezentas dessas caixas! Impossível ignorar o esforço e o risco que ele correra apenas para mostrar reconhecimento. Guardei o Zé no coração.

Um ano e meio depois, ele voltou ao hospital, com muita falta de ar e o câncer disseminado no outro pulmão. Dias depois a minha sala foi invadida pela enfermeira, apavorada com a notícia de que o Zé pegara fogo. Um fumante inveterado, decidira fumar um cigarrinho e, sem saber que o oxigênio é comburente, incendiara. Quando cheguei, o fogo já tinha sido controlado, e a cena era tragicômica: o Zé, que originalmente já era muito feio, agora, sapecado, sem bigodes, sobrancelhas e cílios, estava fantasmagórico.

E, pior, constrangido, ouvia o sermão da enfermeira sobre o desrespeito de fumar num hospital que fizera tanto por ele.

Passados muitos anos, ainda me encanto com o impulso que tive. Perguntei ao Zé: "Se eu te convidasse, aceitavas fumar um cigarrinho comigo?".

Com os olhos brilhando, desligou o oxigênio, abriu uma capanga velha e retirou uma carteira amassada de *Grenal*, um mata-ratos que a Souza Cruz fabricou durante algum tempo. Enchemos aquele quarto de fumaça. Lembro que fiquei completamente tonto na primeira tragada, mas nunca vou esquecer a alegria estampada naquela cara preta, sofrida e chamuscada, mas iluminada da mais genuína gratidão.

Sobre o autor

José J. Camargo, ou simplesmente J.J. Camargo, nasceu em Vacaria (RS). Formado em medicina pela Universidade Federal do Rio Grande do Sul (UFRGS), onde obteve posteriormente o grau de mestre e doutor em ciências pneumológicas, fez pós-graduação em cirurgia torácica na Clínica Mayo, nos Estados Unidos.

Em 1989, foi pioneiro em transplante de pulmão na América Latina. Dez anos depois, realizou o primeiro transplante de pulmão com doadores vivos fora dos Estados Unidos. É diretor do programa responsável por mais da metade dos transplantes de pulmão feitos até hoje no Brasil e idealizador e atual diretor do Centro de Transplantes da Santa Casa de Porto Alegre, onde também é diretor de cirurgia torácica, disciplina que leciona na Universidade Federal de Ciências da Saúde de Porto Alegre (UFCSPA). Por seu reconhecido trabalho na área, recebeu diversas distinções, como a de Cidadão Honorário de Porto Alegre e a Comenda Farroupilha.

É membro titular da Academia Nacional de Medicina, da Academia Sul-Rio-Grandense de Medicina e da Academia Brasileira de Médicos Escritores, além de Membro Honorário da Academia Brasileira de Medicina da Reabilitação e da Academia Baiana de Medicina. Escritor, professor e também reconhecido palestrante, tem mais de 1.100 conferências proferidas em 22 países.

Desde 2011, é cronista semanal do caderno Vida, de *Zero Hora*. Leitor inveterado, é fanático por Gabriel García Márquez, José Saramago, Philip Roth e Patricia Highsmith, além de cinéfilo e apreciador das artes – invejoso de qualquer pessoa que toque um instrumento musical.

É autor de seis livros sobre sua especialidade e dos seguintes livros de crônicas: *Para onde vamos com essa pressa?* (2020), *Se você para, você cai* (2019), *Felicidade é o que conta* (2017), *O que cabe em um abraço* (2016), *Do que você precisa para ser feliz?* (2015), *A tristeza pode esperar* (2013, Prêmio Açorianos de Literatura 2014 e Prêmio Livro do Ano AGES 2014), *De novo e sempre, a esperança* (2022), todos publicados pela L&PM Editores, e *Não pensem por mim* (AGE, 2008).

lepmeditores

www.lpm.com.br
o site que conta tudo

Impresso na Gráfica COAN
Tubarão, SC, Brasil
2023